# Infermiera

# di

# Unità Alzheimer

# La guida completa

*SILVIA REALI*

# Indice dei contenuti

*« Non dobbiamo vedere la malattia di Alzheimer come una condanna all'inevitabile perdita della memoria e delle funzioni, ma come una malattia che può essere prevenuta e, un giorno, curata. »*

# Capitolo 1

# INTRODUZIONE LA MALATTIA DI ALZHEIMER

# Definizione e caratteristiche
## La malattia

La malattia di Alzheimer, spesso definita dal grande pubblico con un'aria di mistero, è in realtà una malattia neurodegenerativa che si radica in profondità nel cervello. Si tratta della forma più comune di demenza, che rappresenta il 60-80% dei casi. Ma cosa definisce esattamente questa malattia?

Il cuore di questo disturbo è un indebolimento progressivo delle funzioni cognitive del paziente. Spesso inizia con semplici dimenticanze o vuoti di memoria, ma questa perdita di memoria può rapidamente progredire in dimenticanze più significative, che influenzano la vita quotidiana. In seguito, la malattia si ripercuote su capacità più complesse, come la capacità di giudizio, il pensiero e infine il comportamento, la personalità e le funzioni motorie.

Un viaggio nel cervello di una persona con la malattia di Alzheimer rivela placche amiloidi e grovigli neurofibrillari. Queste strutture anomale ostacolano la comunicazione tra i neuroni, causandone la morte e il progressivo restringimento del cervello. Questi cambiamenti fisiologici sono testimoni silenziosi di una tempesta che infuria all'interno, influenzando il modo in cui i ricordi si formano, vengono immagazzinati e ricordati.
Tuttavia, la malattia di Alzheimer non è parte integrante dell'invecchiamento, sebbene sia più comune nelle persone di 65 anni e oltre. Esiste anche una forma più rara, ma altrettanto pericolosa, nota come Alzheimer ad esordio precoce, che può colpire persone già a partire dai quarant'anni.

I sintomi e la progressione della malattia possono variare da persona a persona. Per alcuni, il declino può essere lento e quasi impercettibile per anni, mentre per altri può essere rapido e devastante. Questo spettro di manifestazioni è uno dei motivi per cui la diagnosi precoce è fondamentale. La diagnosi precoce non solo può aiutare a mettere in atto delle strategie di coping, ma può anche aprire la strada a trattamenti che, pur non curando la malattia, possono rallentarne la progressione.

Ad oggi, l'Alzheimer rimane una sfida medica, sociale e umana. Nonostante i progressi della ricerca, le cause esatte rimangono un mistero, così come la ricerca di una cura. Ma una cosa è certa: comprendere questa malattia significa soprattutto abbracciare la complessità della mente umana e l'urgente necessità di proteggere la nostra capacità di ricordare, pensare e sentire.

## Storia e scoperta

Le radici storiche della malattia di Alzheimer risalgono all'inizio del XX secolo, anche se i sintomi associati alla demenza erano noti da molto prima. Questa è la storia di una scoperta, di una collaborazione scientifica e del graduale riconoscimento di una malattia che oggi porta il nome di un neurologo tedesco.

Nel 1901, a Francoforte, il Dr. Alois Alzheimer incontrò una paziente di nome Auguste Deter. Aveva 51 anni e aveva sintomi a dir poco intriganti: profonda perdita di memoria, allucinazioni e disturbi del linguaggio. Descrivendo la sua condizione, una volta Auguste disse: "Ho *perso me stessa*". La rapida progressione dei suoi sintomi la portò alla morte solo cinque anni dopo. Incuriosito dal suo caso, Alzheimer esaminò il suo cervello post-mortem, avventurandosi nelle profondità del suo tessuto cerebrale.

Quello che ha scoperto è stato rivoluzionario. Il cervello di Augustus era pieno di placche e grovigli - le stesse placche amiloidi e grovigli neurofibrillari che i ricercatori oggi associano alla malattia. Nel 1906, in occasione di una conferenza a Tubinga, Alzheimer presentò le sue scoperte, evidenziando queste anomalie cerebrali e collegandole alla demenza.

Tuttavia, nonostante questa importante scoperta, solo negli anni '70 la malattia di Alzheimer è stata riconosciuta come la causa principale della demenza. Prima di allora, la demenza era spesso vista come una conseguenza inevitabile dell'invecchiamento. È stato con l'accumulo di prove, i progressi nelle tecniche di neuroimaging e l'aumento della longevità che la distinzione tra invecchiamento normale e malattia di Alzheimer è diventata chiara.

Nel corso degli anni, i progressi della ricerca hanno portato a una migliore comprensione dei meccanismi biologici sottostanti, dei fattori di rischio genetici e ambientali e del decorso clinico della malattia. Sono emerse nuove teorie, sono stati sviluppati farmaci e sono state esplorate strategie di prevenzione.

Oggi, più di un secolo dopo la prima descrizione dell'Alzheimer, siamo all'alba di un'era senza precedenti di ricerca e innovazione. E sebbene la lotta contro la malattia rimanga una sfida importante, gli sforzi instancabili di ricercatori, medici e assistenti offrono la speranza di un futuro in cui la malattia di Alzheimer potrà essere controllata, se non debellata.

# Epidemiologia e prevalenza

L'epidemiologia, la scienza che studia i fattori che influenzano la salute e la malattia nelle popolazioni, ci offre una visione panoramica dell'estensione e della distribuzione della malattia di Alzheimer nel mondo. La prevalenza della malattia di Alzheimer, in particolare, evidenzia non solo il suo attuale impatto sociale, ma anche le sfide che dovremo affrontare in futuro.

La malattia di Alzheimer colpisce decine di milioni di persone in tutto il mondo. Si stima infatti che una persona sviluppi la malattia ogni tre secondi. Sebbene la malattia di Alzheimer sia universale e colpisca individui di tutte le regioni ed etnie, esistono variazioni regionali in termini di prevalenza. Queste differenze possono essere spiegate da fattori genetici, ambientali, culturali e persino socio-economici.

L'aumento della longevità, in particolare nei Paesi sviluppati, è uno dei fattori principali di questa crescente prevalenza. L'età rimane il fattore di rischio più significativo: il rischio di sviluppare la malattia raddoppia ogni cinque anni dopo i 65 anni. Inoltre, con l'aumento della popolazione anziana mondiale, il numero assoluto di casi è destinato a crescere in modo esponenziale. Alcuni esperti prevedono che, entro il 2050, più di 130 milioni di persone in tutto il mondo potrebbero essere affette dal morbo di Alzheimer.

L'epidemia non è solo un fenomeno dei Paesi sviluppati. Anche i Paesi a basso e medio reddito, dove le risorse e le infrastrutture per la diagnosi e il trattamento della demenza sono spesso limitate, stanno registrando un rapido aumento dei casi. In queste regioni, purtroppo la malattia è spesso sotto-diagnosticata, il che comporta ulteriori sfide in termini di assistenza e supporto.

Inoltre, esiste una differenza di prevalenza tra i sessi. Le donne sono più spesso colpite dalla malattia di Alzheimer rispetto agli uomini. Mentre alcune teorie suggeriscono che le donne vivono più a lungo, altre suggeriscono che le differenze ormonali o genetiche possano giocare un ruolo.

L'epidemiologia della malattia di Alzheimer è quindi un riflesso della nostra società in evoluzione, delle sfide dell'invecchiamento della popolazione e dell'urgente necessità di soluzioni innovative per prevenire, trattare e gestire la malattia. In questo contesto, la comprensione delle cifre e delle tendenze è essenziale non solo per i ricercatori e gli operatori sanitari, ma anche per i decisori, le comunità e le famiglie di tutto il mondo.

## Progressione e stadi della malattia

La malattia di Alzheimer, per la sua natura insidiosa e la sua progressione graduale, porta le persone colpite in un viaggio in cui ogni fase presenta le proprie sfide, i propri sintomi e le proprie esigenze di assistenza. Comprendere le fasi della malattia è fondamentale per adattare l'assistenza, anticipare le esigenze future e fornire il miglior supporto possibile ai pazienti e alle loro famiglie durante questo percorso.

### 1. Fase pre-clinica (asintomatica)
Anche prima della comparsa dei primi sintomi, si verificano cambiamenti biologici nel cervello. Grazie allo sviluppo delle tecnologie di imaging cerebrale e degli esami del sangue, oggi è possibile rilevare questi segni precoci, come l'accumulo di placche amiloidi. Anche se la persona potrebbe non avere ancora problemi cognitivi,

l'identificazione di questa fase iniziale apre la porta a interventi preventivi o alla partecipazione a studi clinici.

## 2. Declino cognitivo lieve (MCI)

In questa fase, i sintomi diventano evidenti, ma rimangono relativamente lievi. La persona può avere occasionali perdite di memoria, dimenticare le parole o avere difficoltà a svolgere alcuni compiti che prima erano di routine. Tuttavia, questi sintomi non sono abbastanza gravi da interferire con le attività quotidiane e non sempre vengono riconosciuti come segni di progressione verso la malattia di Alzheimer.

## 3. Malattia di Alzheimer lieve (fase iniziale)

I problemi diventano più evidenti e iniziano a influenzare la vita quotidiana. La dimenticanza aumenta e la persona può perdersi, avere difficoltà a gestire le finanze o a seguire una conversazione. Possono verificarsi anche cambiamenti di personalità, come il ritiro sociale o l'irritabilità.

## 4. Malattia di Alzheimer moderata (stadio intermedio)

Questa è la fase più lunga e spesso la più difficile. Le capacità cognitive continuano a deteriorarsi. La persona può dimenticare eventi importanti della sua vita, confondere i familiari o richiedere aiuto nelle attività della vita quotidiana, come vestirsi o lavarsi. Possono verificarsi anche problemi di linguaggio, disturbi del sonno e comportamenti imprevedibili.

## 5. Malattia di Alzheimer grave (stadio avanzato)

In questa fase, la dipendenza è totale. La memoria si è deteriorata in modo significativo e la comunicazione diventa estremamente limitata. Appaiono complicazioni fisiche, come difficoltà di deglutizione o perdita di mobilità. Sono necessari un monitoraggio e un'assistenza costanti per garantire il benessere del paziente.

Ogni fase della malattia di Alzheimer è caratterizzata da sfide uniche, ma anche da opportunità per rafforzare il sostegno, l'amore e la comprensione intorno alla persona colpita. La comprensione di queste fasi ci permette di adattare i nostri interventi, anticipare le esigenze e offrire un supporto personalizzato durante questa prova.

# Capitolo 2

# L'UNITÀ ALZHEIMER: UN MONDO A PARTE

# La natura specifica dell'unità Alzheimer

Quando si tratta di assistere le persone con la malattia di Alzheimer, l'approccio non può essere generico. La progressione e la complessità della malattia richiedono una risposta su misura, personalizzata e multidimensionale. È in quest'ottica che sono state progettate le unità Alzheimer, che offrono un'infrastruttura, una filosofia di assistenza e un'esperienza specificamente dedicata a questa condizione.

### 1. Design e ambiente
L'unità Alzheimer è innanzitutto un luogo progettato per il comfort e la sicurezza dei residenti. Riduce al minimo gli stimoli che potrebbero causare confusione o agitazione. Il design è intuitivo, con percorsi chiaramente definiti, colori rilassanti, illuminazione adeguata e segnaletica chiara per facilitare l'orientamento. Inoltre, possono essere integrate aree esterne sicure, come i giardini terapeutici, che offrono ai residenti l'opportunità di godere della natura in tutta sicurezza.

### 2. Approccio centrato sulla persona
Lungi dall'essere un approccio "unico", ogni piano di assistenza è personalizzato per l'individuo. Questo tiene conto della storia di vita, delle preferenze, delle esigenze e delle capacità residue del residente. Riconoscendo la persona dietro la malattia, l'unità Alzheimer mira a mantenere il rispetto, la dignità e il benessere di ogni residente.

### 3. Un team multidisciplinare
I professionisti di queste unità hanno una formazione specifica nella cura della malattia di Alzheimer. Si va da infermieri e assistenti di cura a terapisti occupazionali, psicologi, neuropsicologi e fisioterapisti. Ognuno apporta la propria esperienza per fornire un'assistenza olistica, affrontando contemporaneamente i sintomi cognitivi, fisici ed emotivi.

### 4. Terapie non farmacologiche
Oltre ai trattamenti farmacologici, l'unità Alzheimer si concentra su interventi non farmacologici per arricchire la vita dei residenti e gestire i sintomi. Questi possono includere la musicoterapia, l'arteterapia, la terapia con gli animali e le tecniche di rilassamento e meditazione.

### 5. Sostegno alle famiglie
La malattia di Alzheimer non colpisce solo l'individuo, ma anche le persone che lo circondano. Le unità di Alzheimer offrono spesso sessioni informative, gruppi di sostegno e consigli per aiutare le famiglie a capire, adattarsi e sostenere i loro cari durante la malattia.

La specificità dell'unità Alzheimer risiede nel suo approccio integrativo e centrato sulla persona, che offre un ambiente e interventi adeguati alla complessità di questa malattia. L'obiettivo non è solo quello di garantire il benessere delle persone colpite, ma anche di sostenere, educare e lavorare fianco a fianco con le famiglie per offrire la migliore qualità di vita possibile a ciascun residente.

# Le sfide particolari dell'assistenza in un'unità Alzheimer

L'assistenza ai pazienti con malattia di Alzheimer nelle unità specializzate, pur essendo incentrata sull'ottimizzazione del benessere e della sicurezza, è irta di insidie e sfide. Queste sfide riflettono le complessità insite nella malattia stessa, ma anche le sfide sociali, istituzionali e personali affrontate dagli assistenti.

### 1. Comportamento difficile
I problemi comportamentali come agitazione, aggressività, vagabondaggio e disturbi del sonno sono comuni nelle persone con la malattia di Alzheimer. Questi

comportamenti possono essere stressanti e impegnativi per il team di assistenza, e richiedono un approccio empatico, adattivo e talvolta creativo per rispondere in modo efficace.

## 2. Comunicazione compromessa

Con il progredire della malattia, la capacità di comunicare del paziente si erode, rendendo difficile capire le sue esigenze e trasmettere le informazioni. Per i caregiver, ciò significa sviluppare competenze nella comunicazione non verbale e imparare a 'leggere' i sottili indizi nel comportamento del paziente.

## 3. Il burnout

L'assistenza alla malattia di Alzheimer è emotivamente e fisicamente impegnativa. La ripetizione, il carico emotivo del deterioramento del paziente e la necessità di un'attenzione costante possono portare al burn-out degli assistenti.

## 4. Formazione e competenze specialistiche

Non tutti gli operatori sanitari hanno la stessa formazione per soddisfare le esigenze specifiche dei pazienti con Alzheimer. Le unità specializzate richiedono una formazione e un aggiornamento continui per garantire un'assistenza ottimale.

## 5. Questioni etiche

Le questioni etiche sorgono spesso nell'assistenza sanitaria. Queste questioni possono riguardare la contenzione fisica o chimica, il rispetto dell'autonomia del paziente nelle decisioni mediche o la gestione di situazioni in cui la sicurezza del paziente è in conflitto con i diritti individuali.

## 6. Sostegno alla famiglia

Le famiglie, spesso sopraffatte dal progredire della malattia del loro caro, cercano sostegno, informazioni e talvolta una guida per prendere decisioni difficili. Soddisfare queste esigenze e allo stesso tempo gestire l'assistenza diretta può essere complesso.

## 7. Risorse e finanziamenti

L'assistenza specializzata è costosa. Le strutture devono far fronte a pressioni di bilancio, alla necessità di mantenere un numero sufficiente di personale qualificato e di fornire strutture e attrezzature adeguate.

## 8. Assistenza in costante evoluzione

Con il progredire della ricerca, possono emergere nuovi approcci, terapie e farmaci. Le unità devono rimanere all'avanguardia di questi sviluppi per offrire la migliore assistenza possibile.

Se da un lato le unità di Alzheimer rappresentano una risposta essenziale alle esigenze delle persone che convivono con la malattia, dall'altro sollevano una serie di sfide. Riconoscere, comprendere e lavorare su queste sfide è fondamentale per garantire un'assistenza di qualità, sostenere i caregiver e offrire ai pazienti una vita il più possibile soddisfacente, nonostante la malattia.

# L'importanza di un ambiente adatto

L'assistenza alle persone con la malattia di Alzheimer non si basa solo su interventi medici o terapeutici. L'ambiente fisico in cui vivono i pazienti gioca un ruolo decisivo per il loro benessere, la loro sicurezza e, più in generale, per la qualità della loro vita quotidiana. Un ambiente adeguato può ridurre notevolmente alcuni dei sintomi della malattia e aiutare il malato a prosperare.

## 1. Sicurezza e prevenzione dei rischi

Il deterioramento cognitivo può rendere le persone più vulnerabili agli incidenti. Un ambiente adeguato riduce al minimo questi rischi eliminando gli ostacoli, rendendo sicure le aree ad alto rischio come le scale o il bagno, fornendo un'illuminazione sufficiente a prevenire le cadute e installando dispositivi di segnalazione.

## 2. Guida e autonomia

Il disorientamento è comune tra le persone con malattia di Alzheimer. Un design chiaro e leggibile facilita l'orientamento: uso di colori contrastanti, segnaletica semplice, spazi chiaramente definiti e punti di riferimento familiari. Tutto questo aiuta le persone a muoversi con maggiore indipendenza e sicurezza.

## 3. Stimolazione controllata

Troppi stimoli possono essere fonte di confusione o agitazione. È essenziale trovare un equilibrio: un ambiente calmo, colori rilassanti, acustica controllata, offrendo al contempo aree in cui la persona possa interagire, come un giardino sensoriale o aree dedicate alle attività.

## 4. Ricordi e continuità

Incorporare elementi familiari o evocativi del passato può fornire degli ancoraggi alla persona malata: foto di famiglia, oggetti di uso quotidiano, musica preferita. Questi punti di riferimento possono lenire, rassicurare e aiutare a connettersi con i ricordi.

## 5. Flessibilità

La progressione della malattia è fluttuante e varia da persona a persona. Un ambiente adatto è quello che può evolvere per soddisfare le esigenze mutevoli del paziente, sia in termini di mobilità, che di capacità cognitive o di comportamento.

## 6. Spazi sociali

La malattia di Alzheimer può portare all'isolamento. Gli spazi dedicati alla socializzazione incoraggiano l'interazione, sia con altri residenti che con il personale o la famiglia. Questi spazi favoriscono il senso di appartenenza e aiutano a mantenere le abilità sociali.

## 7. Vicino alla natura

Numerosi studi hanno dimostrato i benefici del contatto con la natura sul benessere psicologico. Giardini protetti, patii o anche semplici viste di spazi verdi possono avere un impatto positivo sull'umore e ridurre i comportamenti problematici.

## 8. Supporto per i familiari e gli assistenti

Un ambiente ben progettato facilita anche il lavoro degli assistenti, riducendo i rischi e promuovendo una migliore assistenza. Inoltre, si possono riservare aree dedicate alle famiglie per trascorrere del tempo di qualità con i propri cari.

L'importanza di un ambiente adeguato nella malattia di Alzheimer non può essere sottovalutata. Più che un semplice ambiente di vita, è uno strumento terapeutico in sé, volto a massimizzare il benessere e la dignità di ogni persona, sostenendo al contempo coloro che se ne prendono cura.

# Capitolo 3

# IL RUOLO ESSENZIALE DELL'INFERMIERE

# Una vocazione incentrata sulle persone

Dietro ogni diagnosi di malattia di Alzheimer c'è una persona con la sua storia, i suoi sogni, le sue gioie, le sue paure e le sue aspirazioni. Più che un approccio medico focalizzato sulla malattia, l'assistenza all'Alzheimer richiede un approccio decisamente centrato sulla persona. Questa prospettiva evidenzia la dignità e il valore intrinseco di ogni individuo, ben oltre i sintomi della malattia.

## 1. Riconoscere l'unicità
Ogni persona con Alzheimer è unica. Le loro esperienze, le loro relazioni e le loro passioni formano il prisma attraverso il quale percepiscono e interagiscono con il mondo. Quindi, più che vedere un paziente, gli assistenti si sforzano di vedere una vita ricca e piena.

## 2. Ascolto e comunicazione
Anche se la malattia influisce sulla capacità di comunicare, ciò non significa che la persona non abbia nulla da dire. Ascoltare attivamente, prestare attenzione a ciò che non viene detto, cercare di capire al di là delle parole, significa rispettare la voce e il desiderio della persona malata.

## 3. Il diritto all'autonomia
Per quanto possibile, è fondamentale lasciare che la persona prenda decisioni sulla sua vita e sulla sua assistenza. Ciò può riguardare scelte quotidiane, come ad esempio cosa indossare, o decisioni più sostanziali sulle cure.

## 4. Mantenere l'identità
La malattia di Alzheimer può erodere la memoria e la percezione di sé, ma questo non significa che l'identità della persona sia scomparsa. I caregiver dovrebbero sforzarsi di ricordare e rafforzare questa identità, sia attraverso storie, foto, musica o altri ricordi.

## 5. Relazioni e legami umani
I legami sociali restano fondamentali. Coltivare le relazioni e incoraggiare l'interazione con la famiglia, gli amici e

anche gli altri residenti significa dare alle persone l'opportunità di sentire, amare ed essere amate.

## 6. Rispetto e dignità

Nonostante le sfide poste dalla malattia, ogni persona merita rispetto e dignità in tutti gli aspetti della sua assistenza. Ciò significa prendersi cura della persona come un individuo completo, considerando le sue esigenze fisiche, emotive, sociali e spirituali.

## 7. Approccio olistico

L'assistenza centrata sulla persona abbraccia tutti gli aspetti dell'essere umano. Comporta non solo il trattamento dei sintomi, ma anche il nutrimento della mente, la stimolazione dei sensi, il rasserenamento delle emozioni e l'incoraggiamento dell'interazione sociale.

L'approccio centrato sulla persona nell'assistenza all'Alzheimer è un imperativo etico e umano. Riconosce e valorizza l'umanità di ogni persona, assicurando che, nonostante la progressione della malattia, la luce dell'individuo continui a brillare con dignità, rispetto e amore.

# Tecniche di comunicazione con il paziente Alzheimer

Comunicare con una persona affetta da Alzheimer può essere una sfida, a causa dei disturbi cognitivi associati alla malattia. Tuttavia, una comunicazione efficace è essenziale per comprendere le esigenze del paziente, offrire conforto e mantenere una relazione significativa. Ecco alcune tecniche per facilitare la comunicazione con i pazienti di Alzheimer:

## 1. Adotti un atteggiamento calmo e paziente

Inizi sempre la conversazione con un approccio rilassato. La sua calma può aiutare ad alleviare l'ansia o la confusione del paziente.

## 2. Stabilire un contatto visivo

Prima di parlare, si assicuri di stabilire un contatto visivo. Questo attira l'attenzione della persona e rafforza il legame tra voi.

## 3. Utilizzi un linguaggio semplice

Optate per frasi brevi e semplici, evitando frasi complicate. Ponga domande dirette che richiedano risposte brevi, come ad esempio "*Vuole del tè?*", piuttosto che domande aperte.

## 4. Evitare le distrazioni

Riduca al minimo il rumore di fondo e altre distrazioni quando comunica. Questo può includere abbassare il volume della televisione o scegliere un ambiente tranquillo.

## 5. Usare il linguaggio non verbale

Il linguaggio del corpo, le espressioni facciali e il tatto a volte possono comunicare più delle parole. Un sorriso rassicurante o una mano gentile sulla spalla possono offrire conforto e comprensione.

## 6. Convalidare piuttosto che correggere

Se il paziente evoca ricordi che sembrano imprecisi o sperimenta allucinazioni, spesso è più utile convalidare i suoi sentimenti piuttosto che correggerli. Per esempio, invece di dire: "*Sua madre è morta molto tempo fa*", potrebbe dire: "*Mi parli di sua madre*".

## 7. Ascoltare attivamente

Mostri che sta ascoltando e che le interessa quello che sta dicendo, anche se può sembrare sconclusionato o difficile da seguire. Il semplice fatto di sentirsi ascoltati può avere un enorme impatto sul benessere del paziente.

## 8. Ripetere o riformulare se necessario

Se il paziente sembra confuso, ripeta o riformuli delicatamente la sua domanda o affermazione.

### 9. Utilizzare ausili visivi
Foto, oggetti familiari o altri ausili visivi possono aiutare a stimolare la memoria o a facilitare la comprensione.

### 10. Preservare la dignità
Anche se la comunicazione diventa difficile, è essenziale trattare la persona con Alzheimer con rispetto e dignità. Eviti di parlare di loro come se non ci fossero o di infantilizzarli.

### 11. Ricordare i bei tempi
Rievocare ricordi piacevoli o momenti speciali può creare un legame e incoraggiare una comunicazione positiva.

### 12. Regolare in corso d'opera
La capacità di comunicare di un malato di Alzheimer può variare da un giorno all'altro. Sia flessibile e si adatti alle condizioni del paziente in quel momento.

La chiave è affrontare la comunicazione con empatia, pazienza e apertura. Anche se la malattia di Alzheimer può compromettere la capacità di comunicare, il bisogno fondamentale di connessione, comprensione e rispetto rimane.

# Trattamenti specifici e procedure standard

L'assistenza ai pazienti con Alzheimer non si limita ad affrontare i sintomi cognitivi della malattia. L'assistenza è multidimensionale e comprende le esigenze fisiche, emotive, sociali e talvolta spirituali del paziente. In un'unità Alzheimer, le seguenti sono alcune delle cure e procedure specifiche comunemente praticate:

### 1. Valutazione cognitiva regolare
La progressione della malattia è monitorata da ripetute valutazioni cognitive, spesso utilizzando strumenti standardizzati.

## 2. Gestione dei farmaci

La politerapia (l'uso di numerosi farmaci) è comune tra gli anziani. È essenziale monitorare i farmaci utilizzati per trattare i sintomi dell'Alzheimer e altre condizioni mediche concomitanti.

## 3. Cura della pelle

I pazienti possono essere meno mobili, aumentando il rischio di ulcere da pressione. Si presta regolare attenzione alle condizioni della pelle, con frequenti cambi di posizione e l'uso di idratanti o barriere.

## 4. Nutrizione e idratazione

La malattia di Alzheimer può disturbare il senso di fame e di sete di una persona. Gli assistenti aiutano a nutrirsi, monitorano l'assunzione di cibo e liquidi e possono utilizzare diete specializzate o integratori alimentari.

## 5. Terapie non farmacologiche

Interventi come la musicoterapia, l'arteterapia o la terapia con gli animali possono essere utili per l'umore, la cognizione e il benessere generale.

## 6. Cura dell'igiene quotidiana

Questo include il bagno, la cura dei capelli, il lavaggio dei denti e il taglio delle unghie. Queste routine sono essenziali non solo per la salute fisica, ma anche per la dignità personale.

## 7. Fisioterapia ed esercizio fisico

Mantenere la mobilità e la forza può aiutare a prevenire le cadute e a migliorare la qualità della vita. Gli esercizi possono essere adattati alle capacità di ciascuno.

## 8. Assistenza di fine vita

Con il progredire della malattia, le discussioni e l'assistenza incentrate sul comfort, sul dolore e sulle preferenze di fine vita diventano fondamentali.

## 9. Supporto psicosociale

L'assistente sociale o lo psicologo dell'unità possono offrire un supporto emotivo al paziente e alla sua famiglia, aiutando a gestire le sfide psicologiche associate alla malattia.

## 10. Prevenire e gestire il comportamento problematico

Comportamenti come agitazione, aggressività o vagabondaggio possono essere comuni. Gli interventi comprendono strategie non farmacologiche, modifiche ambientali e, se necessario, farmaci.

## 11. Attività stimolanti

Attività quotidiane adattate, come il giardinaggio, i puzzle o la lettura, possono aiutare a stimolare la cognizione e fornire un senso di scopo.

## 12. Formazione e supporto per le famiglie

Le famiglie spesso ricevono una formazione sulla malattia, su come comunicare in modo efficace e su come gestire le sfide a casa.

Poiché ogni paziente è unico, la chiave per un'assistenza efficace in un'unità Alzheimer risiede in un approccio personalizzato, adattivo ed empatico. Gli assistenti lavorano a stretto contatto per fornire un'assistenza olistica che comprenda tutti gli aspetti della salute e del benessere del paziente.

# Capitolo 4

# COLLABORAZIONE MULTIDISCIPLINARE

# Lavoro con un team medico diversificato

Lavorare in un'unità di Alzheimer richiede un approccio multidisciplinare. Ogni membro dell'équipe svolge un ruolo cruciale nella cura complessiva del paziente, e una collaborazione efficace tra le specialità garantisce un'assistenza di qualità. Vediamo le dinamiche del lavoro in un team medico eterogeneo in un'unità di Alzheimer:

1. Composizione del team
Il team tipico di un'unità di Alzheimer comprende generalmente :
- **Medici**: geriatri o neurologi specializzati nella gestione dei disturbi neurodegenerativi.
- **Infermieri**: sono spesso la prima linea di assistenza, fornendo cure dirette, somministrando farmaci e monitorando le condizioni generali dei pazienti.
- **Assistenti di cura**: Forniscono un'assistenza essenziale nelle attività quotidiane, come l'igiene, l'alimentazione e la mobilità.
- **Psicologi o psichiatri**: offrono supporto per le sfide emotive e comportamentali associate alla malattia.
- **Terapisti**: Fisioterapisti, terapisti occupazionali, logopedisti e altri, che offrono terapie su misura.
- **Assistenti sociali**: offrono sostegno alle famiglie e le indirizzano alle risorse o ai servizi appropriati.
- **Personale addetto al tempo libero**: pianifica e realizza attività appropriate per stimolare e coinvolgere i pazienti.

2. Comunicazione aperta
Una comunicazione chiara e aperta tra i membri del team è essenziale per garantire la coerenza dell'assistenza. Le riunioni regolari del team offrono l'opportunità di discutere le sfide, i piani di cura e gli aggiornamenti sulle condizioni dei pazienti.

## 3. Ruoli complementari

Ogni professionista apporta competenze specifiche, e il riconoscimento reciproco di queste competenze promuove un'assistenza olistica al paziente.

## 4. Ulteriore formazione

Il rapido sviluppo delle conoscenze sulla malattia di Alzheimer richiede una formazione continua per il team. Sessioni di formazione, workshop e conferenze sono essenziali per mantenere il team aggiornato.

## 5. Gestione dei conflitti

Come in ogni team, possono sorgere dei disaccordi. La gestione proattiva dei conflitti, basata sul rispetto e sull'ascolto reciproco, è fondamentale.

## 6. Supporto emotivo all'interno del team

Lavorare in un'unità di Alzheimer può essere emotivamente impegnativo. È quindi fondamentale disporre di meccanismi di supporto per i professionisti, sotto forma di sessioni di debriefing, supervisione o consulenza.

## 7. Coinvolgimento della famiglia

L'équipe medica lavora a stretto contatto con le famiglie, spesso considerandole come "partner di cura". Questa collaborazione permette di ottenere informazioni preziose sul paziente e di offrire un supporto adeguato alla famiglia.

Il successo dell'assistenza nelle unità di Alzheimer dipende da un team affiatato, in cui ogni membro è apprezzato per la sua competenza. Una collaborazione armoniosa assicura che ogni aspetto della salute e del benessere del paziente sia preso in considerazione, fornendo la migliore assistenza possibile.

# L'importanza della collaborazione per un'assistenza completa

A causa della sua complessità e delle sue molteplici dimensioni, la malattia di Alzheimer richiede un approccio collaborativo per fornire un'assistenza olistica ed efficace. Questa collaborazione trascende la semplice interazione professionale per diventare il cuore stesso dell'approccio terapeutico. Ecco perché la collaborazione è così essenziale:

1. Complessità della malattia
La malattia di Alzheimer non è solo un problema di memoria. Colpisce il comportamento, le emozioni, la comunicazione, le capacità motorie e molto altro ancora. Per soddisfare questa vasta gamma di esigenze, è essenziale un team multidisciplinare.

2. Progettazione dell'assistenza integrata
L'assistenza ai pazienti con Alzheimer non può essere segmentata. L'intervento di un professionista può avere un impatto su un altro aspetto del benessere del paziente. Per esempio, una modifica dei farmaci può influenzare la capacità del paziente di partecipare alla fisioterapia. La collaborazione assicura che queste implicazioni interdipendenti siano prese in considerazione.

3. Prospettiva completa del paziente
Mentre un neurologo può concentrarsi sulla progressione neurologica della malattia, un assistente sociale può fornire approfondimenti sulle sfide sociali e familiari affrontate dal paziente. Insieme, queste diverse prospettive forniscono una comprensione olistica della situazione del paziente.

## 4. Continuità delle cure

La comunicazione e la collaborazione costante tra i professionisti assicura che l'assistenza sia continua e coerente, senza sovrapposizioni o lacune.

## 5. Potenziamento dell'efficacia terapeutica

Quando terapisti, infermieri, medici e altri professionisti lavorano fianco a fianco, gli interventi possono essere armonizzati per massimizzare il loro impatto. Per esempio, una sessione di terapia occupazionale può essere pianificata in sinergia con il regime farmacologico del paziente, per ottimizzare l'attenzione e la concentrazione.

## 6. Sostegno reciproco

L'assistenza ai pazienti con Alzheimer può essere emotivamente impegnativa. Lavorare a stretto contatto permette ai membri del team di sostenersi a vicenda, condividendo sfide e successi.

## 7. Istruzione e formazione

Un team collaborativo offre opportunità di apprendimento reciproco. Gli infermieri possono imparare di più sugli ultimi interventi terapeutici, mentre i terapisti possono comprendere meglio le implicazioni mediche dei trattamenti.

## 8. Coinvolgimento di familiari e amici

La famiglia e gli amici sono partner fondamentali nell'assistenza. Incorporando le loro osservazioni, preoccupazioni ed esigenze nel piano di assistenza collaborativo, l'équipe può offrire un'assistenza più personalizzata e sensibile.

La collaborazione non è solo un aspetto vantaggioso dell'assistenza in un'unità Alzheimer, ma è assolutamente vitale. Solo una collaborazione stretta e armoniosa può garantire che ogni aspetto della vita del paziente sia considerato, valorizzato e curato nel miglior modo possibile.

## I protagonisti: psicologi, fisioterapisti, terapisti occupazionali, ecc.

All'interno di un'unità Alzheimer, sono coinvolti diversi professionisti specializzati, ognuno dei quali contribuisce a un aspetto specifico dell'assistenza. Insieme, formano un team coerente, focalizzato sul benessere e sulla qualità di vita dei pazienti. Scopra di più sui ruoli e i contributi di questi attori chiave.

1. Psicologi
- **Ruolo**: gli psicologi forniscono supporto emotivo e comportamentale ai pazienti e alle loro famiglie.
  - Contributo :
  - Valutazione dei disturbi cognitivi e dei deficit associati.
  - Implementare strategie per gestire i sintomi comportamentali e psicologici della demenza.
  - Fornire un supporto psico-educativo alle famiglie e ai loro cari.
  - Gestire workshop o gruppi di supporto.

2. Fisioterapisti (o fisioterapisti)
- **Ruolo**: questi professionisti lavorano sulla mobilità, sulla forza e sull'equilibrio dei pazienti.
  - Contributo :
  - Valutazione della mobilità e della funzione fisica.
  - Sviluppo di programmi di esercizi su misura per mantenere o migliorare la forza muscolare e la coordinazione.
  - Prevenzione delle cadute ed educazione alla sicurezza.

- Fornitura di trattamenti per gestire il dolore o la rigidità articolare.

3. Terapisti occupazionali
- **Ruolo**: i terapisti occupazionali aiutano i pazienti a mantenere o recuperare l'indipendenza nelle attività della vita quotidiana.
  - Contributo :
  - Valutazione delle capacità funzionali del paziente nel suo ambiente.
  - Proporre modifiche ambientali per promuovere l'indipendenza e la sicurezza.
  - Insegnare strategie di compensazione per facilitare le attività quotidiane.
  - Valutazione e adattamento degli ausili tecnici.

4. Logopedisti
- **Ruolo**: i logopedisti si concentrano sui disturbi della comunicazione e della deglutizione.
  - Contributo :
  - Valutazione dei disturbi del linguaggio, della parola e della deglutizione.
  - Impostazione di programmi e strategie di riabilitazione per migliorare o mantenere le capacità di comunicazione.
  - Consulenza sugli ausili per la comunicazione e formazione per i familiari.

5. Operatori sociali
- **Ruolo**: forniscono supporto ai pazienti e alle loro famiglie, aiutandoli a orientarsi nel sistema sanitario e ad accedere alle risorse.
  - Contributo :
  - Valutazione delle esigenze sociali e familiari.
  - Rinvio a risorse o servizi appropriati.
  - Assistenza nelle procedure amministrative e legali relative alla malattia.

6. Dietisti

- **Ruolo**: i dietisti valutano e consigliano le esigenze nutrizionali dei pazienti.
    - Contributo :
    - Valutazione delle abitudini alimentari e dello stato nutrizionale.
    - Sviluppare diete appropriate.
    - Educare i pazienti e le loro famiglie sulla nutrizione.

Questi professionisti, con le loro competenze specialistiche, migliorano l'assistenza complessiva fornita nelle unità Alzheimer. La loro collaborazione è essenziale per soddisfare le esigenze complesse e interdipendenti dei pazienti, garantendo un'assistenza coerente, centrata sulla persona e adeguata.

# Capitolo 5

# APPROCCIO TERAPEUTICO: OLTRE I FARMACI

# Terapie non farmacologiche e la loro efficacia

Data la complessità e la progressione della malattia di Alzheimer, gli approcci non farmacologici svolgono un ruolo fondamentale. Questi interventi sono progettati per migliorare la qualità della vita, rallentare il declino cognitivo e gestire i sintomi comportamentali e psicologici associati alla malattia. Ecco una panoramica di alcune di queste terapie e della loro efficacia.

1. Terapia cognitivo-comportamentale (CBT)
   - **Descrizione**: si tratta di una forma di psicoterapia che mira a cambiare i modelli negativi di pensiero e di comportamento.
   - **Efficacia**: la CBT può aiutare a gestire l'ansia, la depressione e alcuni comportamenti problematici associati alla demenza.
2. Stimolazione cognitiva
   - **Descrizione**: comprende una serie di attività volte a stimolare il funzionamento mentale.
   - **Efficacia**: la stimolazione cognitiva ha dimostrato miglioramenti modesti ma significativi nel funzionamento cognitivo generale delle persone con malattia di Alzheimer.
3. Musicoterapia
   - **Descrizione**: Usare la musica per evocare ricordi, emozioni e interazioni.
   - **Efficacia**: la musica può ridurre i sintomi di agitazione, ansia e depressione, migliorando l'umore e il benessere sociale.
4. Terapia animale
   - **Descrizione**: l'integrazione di animali, generalmente cani o gatti, come parte dell'assistenza terapeutica.

- **Efficacia**: questo approccio è stato associato a una riduzione dell'agitazione, dell'aggressività e della depressione.

5. Terapia di orientamento alla realtà
   - **Descrizione**: una tecnica che cerca di ancorare le persone al tempo, al luogo e alla persona.
   - **Efficacia**: può migliorare la consapevolezza della realtà, il benessere emotivo e alcuni aspetti del funzionamento cognitivo.

6. Terapia di convalida
   - **Descrizione**: un approccio che cerca di convalidare i sentimenti e le esperienze delle persone con Alzheimer, anche se non corrispondono alla realtà oggettiva.
   - **Efficacia**: può ridurre lo stress e l'agitazione e migliorare la comunicazione.

7. Arteterapia
   - **Descrizione**: Utilizzare diverse forme d'arte come mezzo di espressione.
   - **Efficacia**: favorisce l'espressione emotiva, riduce l'agitazione e può migliorare l'autostima.

8. Attività fisica ed esercizio fisico
   - **Descrizione**: Programmi di esercizi adattati per migliorare la forza, l'equilibrio e la mobilità.
   - **Efficacia**: può rallentare il declino cognitivo, migliorare l'umore e ridurre il rischio di cadute.

9. Terapia della luce
   - **Descrizione**: esposizione alla luce intensa per regolare il ciclo sonno-veglia.
   - **Efficacia**: può migliorare i disturbi del sonno e l'agitazione notturna.

Sebbene queste terapie abbiano mostrato benefici per molti pazienti, è importante notare che l'efficacia varia da persona a persona. La chiave è un approccio personalizzato, adattato alle esigenze e alle preferenze specifiche di ogni paziente. Una combinazione di interventi farmacologici e non farmacologici è spesso la più vantaggiosa per gestire in modo olistico le sfide poste dalla malattia di Alzheimer.

# Musica e arte terapia e altri metodi innovativi

Il mondo della cura dell'Alzheimer ha visto l'emergere di una serie di terapie innovative che si allontanano dagli approcci tradizionali per offrire vie di comunicazione ed espressione alternative e arricchenti. Queste modalità, con la loro enfasi sulla creatività e sui sensi, hanno il potere di toccare profondamente i pazienti, spesso dove le parole da sole possono fallire.

Musicoterapia
- **Descrizione: la** musicoterapia utilizza la musica per rispondere alle esigenze fisiche, emotive, cognitive e sociali. Può comportare l'ascolto, la creazione o il movimento a ritmo.
  - Vantaggi :
  - Miglioramento della cognizione e della memoria.
  - Riduzione del comportamento agitato o aggressivo.
  - Stimolazione di ricordi emotivi profondi.
  - Rafforzare i legami sociali e l'interazione.

Arteterapia
- **Descrizione: L'**arteterapia offre ai pazienti un mezzo di espressione visiva, spesso attraverso il disegno, la pittura o la scultura.
  - Vantaggi :
  - Miglioramento della comunicazione e dell'espressione emotiva.
  - Migliorare la destrezza e la coordinazione.
  - Offre un senso di realizzazione e di autostima.

- Fornisce una distrazione rilassante dai sintomi e dallo stress.

Movimento e danza terapia

- **Descrizione**: questa modalità incoraggia il movimento corporeo come mezzo di espressione e di benessere.
  - Vantaggi :
  - Miglioramento della mobilità e della coordinazione.
  - Rafforzare la capacità cardiovascolare.
  - Aumento del benessere emotivo e riduzione dello stress.
  - Promuove la socializzazione e la collaborazione.

Aromaterapia

- **Descrizione: L'**aromaterapia utilizza gli oli essenziali per stimolare i sensi e favorire il rilassamento.
  - Vantaggi :
  - Può ridurre l'agitazione e l'ansia.
  - Favorisce un sonno migliore.
  - Può migliorare l'umore e l'energia.

Terapia di giardinaggio

- **Descrizione: Il** giardinaggio terapeutico consiste nel piantare e curare le piante.
  - Vantaggi :
  - Incoraggia la motricità fine e la coordinazione.
  - Una sensazione di connessione con la natura.
  - Favorisce il rilassamento e la riduzione dello stress.

Terapia in realtà virtuale

- **Descrizione**: L'uso della tecnologia per creare ambienti coinvolgenti e stimolanti.
  - Vantaggi :
  - Può aiutare a rivivere e a stimolare le capacità cognitive.
  - Offre esperienze arricchenti e divertenti.
  - Incoraggia l'esplorazione e la scoperta.

Ognuna di queste modalità offre un approccio unico e specifico alle esigenze dei pazienti con Alzheimer. La chiave è la flessibilità e l'adattabilità: ogni paziente è unico e ciò che funziona per uno può non funzionare per un altro. Queste terapie, per la loro natura olistica e centrata sulla persona, consentono un'assistenza personalizzata che valorizza e celebra ogni individuo, nonostante le sfide poste dalla malattia.

## Stimolazione cognitiva: giochi, attività e tecniche

La stimolazione cognitiva svolge un ruolo cruciale nell'assistenza alle persone con la malattia di Alzheimer. Mira a mantenere e migliorare la funzione cognitiva, a ridurre il declino cognitivo e a promuovere una migliore qualità di vita. Questa serie di attività è progettata per coinvolgere e sfidare la mente, concentrandosi sulle capacità conservate piuttosto che sui deficit.

1. Giochi di memoria
   - **Esempi**: giochi di carte, giochi di memoria, giochi di associazione di immagini.
   - **Obiettivo**: incoraggiare la memoria a breve termine, l'attenzione e il riconoscimento visivo.
2. Enigmi e rompicapo
   - **Esempi**: puzzle semplici con pezzi grandi, giochi di logica.
   - **Obiettivo**: rafforzare il problem solving, la motricità fine e la coordinazione occhio-mano.
3. Attività artistiche
   - **Esempi**: disegno, pittura, modellazione.
   - **Obiettivo**: incoraggiare la creatività, l'espressione emotiva e la destrezza.

4. Esercizi di lettura e scrittura
- **Esempi**: leggere ad alta voce, scrivere sui giornali, completare semplici parole crociate.
- **Obiettivo**: mantenere il linguaggio, la comprensione e l'espressione scritta.

5. Giochi di parole e giochi da tavolo
- **Esempi**: Scarabeo, Bingo, indovinelli.
- **Obiettivo**: stimolare il vocabolario, il pensiero critico e la socializzazione.

6. Attività musicali
- **Esempi**: cantare, ascoltare canzoni familiari, usare strumenti semplici.
- **Obiettivo**: rafforzare la memoria, l'espressione emotiva e la coordinazione.

7. Esercizio fisico delicato
- **Esempi**: Tai-chi, yoga, camminata guidata.
- **Obiettivo**: migliorare la coordinazione, la forza, l'equilibrio e il benessere generale.

8. Attività di vita quotidiana (ADL)
- **Esempi**: piegare il bucato, apparecchiare la tavola, fare giardinaggio.
- **Obiettivo**: mantenere l'indipendenza, la motricità fine e il senso di realizzazione.

9. Attività sensoriali
- **Esempi**: kit sensoriali, borse tattili, aromaterapia.
- **Obiettivo**: stimolare i sensi, promuovere il rilassamento e la consapevolezza dell'ambiente.

10. Uso della tecnologia
- **Esempi**: applicazioni per tablet, videogiochi adattati, realtà virtuale.
- **Obiettivo**: offrire una varietà di sfide cognitive, migliorare la coordinazione e il riconoscimento visivo.

Il successo di queste attività dipende dalla loro adattabilità. L'approccio deve essere individualizzato, tenendo conto del livello cognitivo, degli interessi e delle capacità di ogni persona. Inoltre, la regolarità è essenziale: una stimolazione cognitiva regolare può offrire benefici più duraturi e significativi. Infine, è fondamentale che queste attività vengano svolte in un ambiente incoraggiante, dove i successi vengono celebrati e le sfide affrontate con pazienza e comprensione.

# Capitolo 6

# GESTIONE DEI SINTOMI COMPORTAMENTALI

# Comprensione manifestazioni comportamentali

Nelle persone con la malattia di Alzheimer, possono verificarsi cambiamenti comportamentali spesso imprevedibili, che rendono la loro gestione più complessa. Queste manifestazioni comportamentali sono influenzate da una combinazione di fattori legati alla malattia stessa, oltre che alle esperienze e all'ambiente del paziente. Comprendere questi comportamenti è essenziale per fornire un'assistenza adeguata ed empatica.

1. Agitazione
L'agitazione può manifestarsi come movimenti ripetitivi, aumento dell'ansia o resistenza alle cure.
- **Possibili cause**: dolore, disagio, stanchezza, sovrastimolazione, frustrazione, cambiamenti di ambiente.
- **Approccio consigliato**: identificare e risolvere la causa sottostante, offrire attività calmanti, evitare la sovrastimolazione, utilizzare una comunicazione rassicurante.

2. L'aggressività
Questo può includere urla, gesti improvvisi o addirittura atti di violenza.
- **Possibili cause**: dolore, paura, frustrazione, sentimenti di incomprensione.
- **Approccio consigliato**: valutare la situazione con calma, garantire la sicurezza di tutti, utilizzare tecniche di de-escalation, evitare il confronto.

3. Ripetere
La ripetizione costante di frasi, domande o azioni è comune.
- **Possibili cause:** perdita di memoria a breve termine, bisogno di struttura, ansia.

- **Approccio consigliato**: fornire risposte brevi e rassicuranti, distogliere l'attenzione, utilizzare promemoria visivi.

4. Vagabondaggio
La persona può sembrare che vaghi senza meta.
- **Possibili cause**: disorientamento, ricerca di qualcosa o qualcuno, bisogno di esercizio.
- **Approccio consigliato**: garantire un ambiente sicuro, offrire attività strutturate, utilizzare dispositivi di sicurezza.

5. Reazioni alle allucinazioni o alle illusioni
Il paziente può percepire cose che in realtà non ci sono.
- **Possibili cause**: modifiche al cervello, effetti collaterali dei farmaci, infezioni.
- **Approccio consigliato**: non discutere la realtà, offrire rassicurazioni, valutare i farmaci e la salute generale.

6. Riluttanza all'assistenza
La resistenza o il rifiuto di alcune attività, come la toilette o la vestizione, sono comuni.
- **Possibili cause**: dolore, paura, perdita di dignità, perdita di comprensione dei passi da compiere.
- **Approccio consigliato**: semplificare le routine, incoraggiare l'autonomia, offrire scelte, utilizzare un approccio progressivo.

7. Disturbi del sonno
Possono verificarsi cambiamenti nei modelli di sonno, come la veglia notturna.
- **Possibili cause**: disorientamento temporale, effetti collaterali dei farmaci, mancanza di esercizio fisico.
- **Approccio consigliato**: stabilire una routine del sonno, limitare i sonnellini diurni, garantire un ambiente confortevole per il sonno.

8. Appropriazione indebita sociale

Possono comparire comportamenti come lo spogliarsi in pubblico o un linguaggio inappropriato.

- **Possibili cause**: perdita di inibizione, confusione, disagio fisico.
- **Approccio consigliato**: rispondere con calma, reindirizzare il comportamento, garantire la privacy durante l'assistenza personale.

La comprensione di queste manifestazioni comportamentali richiede un approccio olistico. Al di là dei sintomi visibili, è fondamentale considerare l'intera persona, tenendo conto della sua storia, delle sue emozioni e delle sue esigenze. Tale comprensione può portare a interventi più efficaci e a una migliore qualità di vita per i pazienti.

# Interventi e tecniche
## per la gestione delle crisi

La gestione delle crisi comportamentali nei pazienti con Alzheimer è una delle sfide più impegnative per il personale sanitario. Queste situazioni, spesso imprevedibili, richiedono un intervento rapido, efficace ed empatico. Ecco alcune tecniche e interventi collaudati per gestire queste crisi.

1. Valutazione iniziale rapida

Prima di intervenire, valuti rapidamente la situazione.

- **Obiettivo**: determinare la causa immediata della crisi e valutare qualsiasi pericolo potenziale per il paziente o per gli altri.
- **Tecnica**: osservare, ascoltare e interpretare il comportamento e l'ambiente.

2. Garantire la sicurezza
La sicurezza è fondamentale.
- **Obiettivo**: prevenire le lesioni.
- **Tecnica**: tenere lontani tutti gli oggetti potenzialmente pericolosi, assicurarsi che l'area sia sicura e che il paziente sia fisicamente stabile.

3. Comunicazione calma e rassicurante
Il modo in cui si comunica può creare o distruggere una crisi.
- **Obiettivo**: ridurre la situazione.
- **Tecnica**: utilizzare un tono gentile, un linguaggio semplice e chiaro, mantenere un contatto visivo amichevole ed evitare un linguaggio del corpo minaccioso.

4. Reindirizzamento e distrazione
Distogliere l'attenzione del paziente può interrompere il comportamento indesiderato.
- **Obiettivo**: incanalare l'energia del paziente in un'attività positiva.
- **Tecnica**: suggerire un'attività piacevole o familiare, come ascoltare la musica o fare una passeggiata.

5. Convalida emotiva
Riconoscere le emozioni del paziente senza giudicarlo.
- **Obiettivo**: creare un rapporto e mostrare empatia.
- **Tecnica**: esprimere che lei comprende i loro sentimenti, anche se non convalida la realtà distorta.

6. Rivalutazione delle esigenze
Le crisi possono spesso essere il risultato di bisogni non soddisfatti.
- **Obiettivo**: identificare e risolvere i problemi sottostanti.

- **Tecnica**: verificare i bisogni primari come la fame, la sete, la necessità di usare il bagno o il disagio fisico.

## 7. Uso minimo della contenzione
La contenzione fisica o chimica deve essere l'ultima risorsa.
- **Obiettivo**: utilizzare solo se il paziente rappresenta una minaccia per se stesso o per gli altri e se altri metodi hanno fallito.
- **Tecnica**: assicurarsi di essere adeguatamente addestrati, di seguire i protocolli stabiliti e di monitorare costantemente il paziente.

## 8. Post-crisi: Debriefing
Dopo una crisi, è fondamentale riflettere su ciò che è accaduto.
- **Obiettivo**: prevenire le crisi future.
- **Tecnica**: valutare i fattori scatenanti, discuterne con l'équipe di cura e adattare i piani di cura di conseguenza.

## 9. Formazione continua
Il mondo della demenza è in continua evoluzione, così come le migliori pratiche per la sua gestione.
- **Obiettivo**: aggiornarsi sulle tecniche più efficaci.
- **Tecnica**: partecipare regolarmente a corsi di formazione, workshop e seminari sull'assistenza ai malati di Alzheimer.

## 10. Supporto per il personale
La gestione delle crisi può essere emotivamente logorante per i caregiver.
- **Obiettivo:** garantire il benessere mentale ed emotivo degli assistenti.
- **Tecnica:** Offrire sessioni di supporto, debriefing regolari e risorse per la salute mentale.

La gestione delle crisi per i pazienti di Alzheimer è un'arte quanto una scienza. Oltre alle competenze tecniche, l'umanità, la pazienza e l'empatia sono essenziali per fornire un'assistenza adeguata e premurosa.

## Fattori scatenanti e prevenzione del comportamento provocatorio

La gestione dei comportamenti di sfida nei pazienti con Alzheimer richiede una comprensione approfondita dei fattori che possono scatenare questi comportamenti. L'identificazione e la comprensione di questi fattori scatenanti è essenziale per mettere in atto misure preventive efficaci.

I fattori scatenanti comuni:

**1. Bisogni fisiologici non soddisfatti: la** fame, la sete, il bisogno di andare in bagno o il dolore possono causare agitazione o frustrazione.

**2. Ambiente sovrastimolante:** Troppo rumore, luce intensa o un gran numero di persone possono creare confusione o stress.

**3. Interruzione della routine: le persone** con Alzheimer spesso si affidano a routine prevedibili. Qualsiasi cambiamento può essere destabilizzante.

**4. Sensazione di minaccia:** ambienti nuovi, volti nuovi o una percezione errata possono provocare una sensazione di pericolo.

**5. Mancata comunicazione:** la mancanza di comprensione o l'incapacità di esprimersi può portare alla frustrazione.

**6. Farmaci:** Gli effetti collaterali di alcuni farmaci o le interazioni farmacologiche possono influenzare il comportamento.

**7. Problemi di salute sottostanti:** Infezioni, costipazione o altri problemi medici possono alterare il comportamento senza che ciò sia immediatamente evidente.

**8. Stanchezza:** la mancanza di sonno o l'eccessiva stimolazione possono accentuare il comportamento provocatorio.

Strategie di prevenzione:

**1. Stabilire una routine:** un programma giornaliero prevedibile può fornire un senso di sicurezza.

**2. Adattare l'ambiente:** ridurre le fonti di sovrastimolazione e creare un ambiente sicuro e rilassante.

**3. Incoraggiare una comunicazione chiara:** utilizzare frasi brevi, gesti e ausili visivi per facilitare la comprensione.

**4. Valutare regolarmente le esigenze fisiologiche:** assicurarsi che il paziente sia ben nutrito, idratato e non abbia dolore.

**5. Supervisionare i farmaci:** Riveda regolarmente i farmaci per evitare effetti collaterali indesiderati.

**6. Partecipare ad attività significative:** le attività adattate alle loro capacità, come la musica o le arti, possono offrire un senso di realizzazione.

**7. Fornire una formazione agli assistenti:** Formare il personale e gli assistenti a riconoscere e a rispondere ai fattori scatenanti del comportamento problematico.

**8. Garantire un sonno di qualità:** stabilisca una routine regolare per andare a letto e si assicuri che l'ambiente sia favorevole al sonno.

Prevenire i comportamenti di sfida nei pazienti con Alzheimer richiede un'attenzione costante e un'adattabilità da parte degli assistenti. La chiave sta nell'anticipare le esigenze del paziente, adattando l'ambiente e fornendo una formazione continua per rispondere efficacemente alle sfide che si presentano.

# Capitolo 7

# RAPPORTI CON LE FAMIGLIE

# Parenti di supporto:
# una missione cruciale

La malattia di Alzheimer non colpisce solo il paziente. Ha anche un impatto profondo sulle persone vicine alla persona affetta dalla malattia, siano esse familiari, amici o assistenti. Essi vivono il dolore di vedere una persona cara in declino, e allo stesso tempo affrontano le sfide quotidiane dell'assistenza. Sostenere queste persone è essenziale, in quanto svolgono un ruolo decisivo per il benessere del paziente.

1. Riconoscere il ruolo della famiglia e degli amici
**L'importanza delle persone care**: i caregiver e i familiari sono spesso i primi a riconoscere i sintomi e a cercare aiuto. Forniscono un sostegno costante, adattando la loro vita quotidiana per soddisfare le esigenze del paziente.

2. Educazione e informazione
**Fornire risorse**: i familiari devono essere informati sulla malattia, i suoi sintomi, la sua progressione e le migliori pratiche di assistenza. Workshop, libri e sessioni informative possono fornire strumenti preziosi.

3. Creare spazio per le emozioni
**Riconoscere il lutto e la perdita**: è fondamentale creare spazi in cui le persone care possano esprimere i loro sentimenti, condividere le loro esperienze e ricevere sostegno emotivo.

4. Fornire risorse per il benessere
**Supporto psicologico**: offrire sessioni con psicologi o gruppi di sostegno specializzati. Questi possono aiutare le persone care a gestire lo stress, l'ansia e il dolore.

5. Alleggerimento dell'onere
**Assistenza di sollievo**: È essenziale offrire ai caregiver delle pause per riposare e ricaricare le batterie. Questa assistenza di sollievo può essere fornita da professionisti qualificati o da volontari.

6. Coinvolgere i familiari nel piano di assistenza
**Pianificazione congiunta**: Il coinvolgimento attivo dei familiari nelle decisioni sull'assistenza garantisce una migliore comprensione e un'assistenza adeguata.

7. Preparazione per le fasi successive
**Discussioni precoci**: è fondamentale discutere con i propri cari di questioni difficili, come le direttive anticipate, le cure di fine vita e la successione, ben prima che diventino urgenti.

8. Riconoscere i membri della famiglia come partner
**Stabilire legami solidi**: gli operatori sanitari devono stabilire un rapporto di fiducia con i familiari, riconoscendo il loro ruolo essenziale e valorizzando il loro contributo.

La cura dell'Alzheimer è una responsabilità collettiva. Sostenendo attivamente la famiglia e gli amici, possiamo rafforzare la catena di assistenza intorno al paziente, assicurando un ambiente affettuoso e attento per tutti.


# Educare le famiglie e sensibilizzarle

Quando a una persona viene diagnosticata la malattia di Alzheimer, si verificano delle scosse non solo nella vita della persona colpita, ma anche in quella dell'intera famiglia. La paura, l'incertezza e la mancanza di conoscenza possono diventare rapidamente i compagni quotidiani dei propri cari. In questo contesto, educare e sensibilizzare le famiglie diventa essenziale.

Capire la malattia di Alzheimer non significa solo conoscerne i sintomi o anticiparne la progressione. Soprattutto, significa comprendere il profondo sconvolgimento che provoca nella vita quotidiana dei pazienti e delle loro famiglie. È fondamentale decostruire le idee preconcette, demistificare la malattia e aiutare le persone a capire che, nonostante i cambiamenti, l'identità e la dignità di una persona rimangono.

Ogni famiglia ha la sua storia, le sue dinamiche, i suoi punti di forza e le sue debolezze. Sensibilizzando ed educando ogni famiglia in base alle sue esigenze, diamo loro gli strumenti necessari per affrontare questa prova. Imparare a comunicare con una persona affetta da Alzheimer significa reimparare a relazionarsi in modo diverso, a concentrarsi sulla comunicazione non verbale, a cercare la persona dietro la malattia e ad assaporare i momenti di lucidità.

Ma questa educazione non sarebbe completa senza preparare le famiglie alle diverse fasi della malattia. L'anticipazione è essenziale per adattarsi meglio. Sebbene l'esperienza della malattia di ogni paziente possa essere diversa, ci sono alcuni punti di riferimento che le famiglie possono utilizzare per prepararsi, adattare il loro approccio e attingere per un migliore sostegno al loro caro.
Infine, sensibilizzare ed educare le famiglie significa anche ricordare loro che non sono sole. Lo scambio con altre famiglie, l'adesione a gruppi di sostegno e la partecipazione a workshop possono essere un salvavita in questa situazione tumultuosa. La solidarietà, la condivisione di esperienze e il sostegno reciproco sono baluardi contro l'isolamento e l'esaurimento.

In breve, educare e sensibilizzare le famiglie sulla malattia di Alzheimer significa avvicinarle, accompagnarle in questo percorso tortuoso e ricordare loro che, nonostante le prove, l'amore, la pazienza e la comprensione rimangono i pilastri su cui costruire.

# Gestire le aspettative
# e le emozioni delle famiglie

Gestire le aspettative e le emozioni delle famiglie che devono affrontare la malattia di Alzheimer è uno degli aspetti più delicati ed essenziali dell'assistenza ai pazienti. Il tumulto emotivo generato dalla diagnosi, e poi dalla progressione della malattia, richiede un approccio gentile e comprensivo, che cerchi di ancorare le famiglie a una realtà che possano comprendere e influenzare.

Quando viene diagnosticata la malattia di Alzheimer, spesso irrompe nella vita delle famiglie come un intruso indesiderato. Porta con sé paure e ansie, nonché aspettative a volte esagerate su come la malattia progredirà o sui possibili trattamenti. Nella loro ricerca di risposte, le famiglie possono oscillare tra la negazione, la speranza di una cura miracolosa e la rassegnazione.

Gestire queste aspettative non significa soffocare la speranza, ma piuttosto incanalarla in direzioni costruttive. Significa fornire alle famiglie informazioni chiare e concrete, istruendole su ciò che possono realmente aspettarsi dalla progressione della malattia e dai trattamenti attualmente disponibili. Sebbene questa chiarezza possa essere dolorosa all'inizio, ha il merito di creare una base stabile su cui le famiglie possono costruire la loro resilienza.

Oltre a gestire le aspettative, navigare nel vortice delle emozioni è un compito altrettanto complesso. Rabbia, tristezza, senso di colpa, disperazione e frustrazione sono solo alcune delle emozioni che possono provare le persone vicine alla persona con Alzheimer. Sebbene queste emozioni siano naturali, a volte possono diventare un ostacolo se non vengono riconosciute, accettate e gestite.

È quindi fondamentale disporre di spazi in cui le famiglie possano esprimere le loro emozioni e i loro sentimenti senza essere giudicate. Questi spazi, che assumano la forma di terapia individuale, gruppi di sostegno o anche laboratori creativi, offrono una boccata d'aria fresca, un luogo di condivisione e di ascolto.

Inoltre, è essenziale rafforzare la comunicazione all'interno della famiglia. Incoraggiare il dialogo tra i membri della famiglia non solo permette loro di esprimere le proprie emozioni, ma anche di comprendere quelle degli altri, creando solidarietà di fronte alle avversità.

Alla fine, affrontando insieme le aspettative e le emozioni delle famiglie, diamo loro i mezzi per affrontare al meglio questa prova. Così facendo, ricordiamo loro che, nel bel mezzo della tempesta, ci sono sempre momenti di tregua, momenti di gioia da cogliere e da amare, anche all'ombra della malattia di Alzheimer.

# Capitolo 8

# PRENDERSI CURA DI SÉ COME INFERMIERA

# Riconoscere e gestire il burnout

Riconoscere e affrontare il burnout tra i familiari di persone affette dalla malattia di Alzheimer è fondamentale. Questa sindrome da burnout, caratterizzata da profonda stanchezza, diminuzione dell'autostima e allontanamento dal lavoro o dalle persone assistite, può colpire chiunque sia coinvolto in un ruolo di assistenza, sia esso un professionista o un familiare.

Prendersi cura di una persona con la malattia di Alzheimer significa dedicarsi totalmente. Le giornate sono sempre uguali, scandite da routine, esigenze e crisi. Le notti possono essere brevi, interrotte da risvegli improvvisi. La sfida emotiva è grande: vedere una persona cara dimenticare, perdersi, cambiare, può essere straziante. In questo contesto, il burnout è dietro l'angolo.

Riconoscere i segnali di allarme del burnout è il primo passo per affrontarlo. La stanchezza persistente, l'irritabilità crescente, la sensazione di essere sopraffatto, la perdita di interesse in attività che prima erano piacevoli o la tendenza a isolarsi possono essere segnali di allarme.

La gestione del burnout richiede consapevolezza e azione proattiva. Accettare l'idea che, come assistente, non è infallibile è fondamentale. È fondamentale riservare del tempo per fare una pausa e respirare, anche se brevemente. Prendersi del tempo per sé, sia per fare qualcosa che le piace, sia per riposare, meditare o semplicemente fare una passeggiata. È quando si ricaricano le batterie che si trova l'energia per continuare a sostenere la persona amata.

Le persone intorno a lei hanno un ruolo fondamentale da svolgere. Condividere le responsabilità, organizzare una staffetta o semplicemente riconoscere l'impegno profuso può essere una boccata d'aria fresca per il caregiver. La comunicazione è essenziale: parlare dei suoi sentimenti e dei suoi limiti, esprimere le sue esigenze.

È utile anche cercare un sostegno al di fuori della famiglia. Rivolgersi a gruppi di sostegno, terapeuti o coach specializzati può fornire una prospettiva esterna, consigli personalizzati e uno spazio per esprimere frustrazioni ed emozioni.

Anche l'educazione e la formazione possono svolgere un ruolo preventivo. Capire la malattia, le sue fasi, le tecniche di cura e di comunicazione, può aiutare chi assiste a sentirsi meglio equipaggiato e meno sopraffatto.

Infine, è fondamentale ricordare che prendersi cura di sé non è un segno di egoismo. Al contrario, è proprio facendo del bene a noi stessi che possiamo essere pienamente presenti per gli altri. Di fronte al burnout, la chiave è trovare un equilibrio tra dare e ricevere, tra impegno e rinnovamento.

## L'importanza della supervisione e supporto tra pari

L'assistenza alle persone con la malattia di Alzheimer, con le sue sfide specifiche e le sue richieste emotive, evidenzia l'importanza vitale della supervisione e del supporto tra pari. Questi due elementi giocano un ruolo chiave nel benessere degli assistenti, siano essi professionisti o familiari, e contribuiscono a garantire un'assistenza di qualità ai pazienti.

**La supervisione**, spesso fornita da professionisti esperti, offre uno spazio di riflessione, analisi e valutazione della pratica. Nel contesto dell'Alzheimer, offre ai caregiver l'opportunità di esaminare le loro azioni, reazioni emotive e scelte di fronte a situazioni spesso complesse. La supervisione è l'occasione ideale per fare un passo indietro, acquisire nuove competenze e garantire che le azioni intraprese siano in linea con le migliori pratiche del settore.

**Il supporto tra pari** offre una dimensione complementare. In questi gruppi, i caregiver possono condividere le loro esperienze, i successi, le sfide e le preoccupazioni con altri che si trovano in situazioni simili. Questa solidarietà professionale o familiare aiuta a rompere l'isolamento che a volte si prova di fronte alla malattia di Alzheimer. I coetanei possono fornire consigli, strategie o semplicemente un orecchio empatico.

Oltre alla semplice discussione, il supporto tra pari è anche un luogo di riconoscimento. Nella frenesia della vita quotidiana, vedere i propri sforzi e la propria dedizione riconosciuti dagli altri è un potente motivatore. È anche un luogo in cui le emozioni, spesso imbottigliate nel contesto del lavoro o delle cure a casa, possono essere espresse, ascoltate e comprese.

Inoltre, questi scambi spesso portano alla scoperta di consigli, tecniche o risorse che non sapevamo esistessero. I colleghi, grazie alla loro esperienza, sono una miniera di informazioni pratiche e di approcci innovativi.

L'importanza della supervisione e del supporto tra pari non può essere sottovalutata. Entrambi aiutano a prevenire il burnout professionale ed emotivo, assicurano un'assistenza di qualità e rafforzano il senso di appartenenza a una comunità, sia professionale che di assistenti familiari. Nel viaggio spesso tortuoso che è l'assistenza all'Alzheimer, la supervisione e il supporto tra pari sono come fari di luce, che guidano e sostengono gli assistenti ad ogni passo del cammino.

# Tecniche di rilassamento
# e gestione dello stress

Di fronte alle sfide uniche dell'assistenza ai pazienti con la malattia di Alzheimer, le tecniche di rilassamento e di gestione dello stress stanno diventando strumenti essenziali per il benessere di chi assiste. Queste tecniche non sono solo benefiche per gli assistenti, ma possono anche essere adattate per aiutare i pazienti stessi a gestire l'ansia e la tensione.

- **Respirazione profonda:** è la base di molte tecniche di rilassamento. Consiste nell'inspirare profondamente attraverso il naso, trattenere il respiro per qualche istante e poi espirare lentamente attraverso la bocca. Questo semplice metodo riduce rapidamente la frequenza cardiaca e abbassa la pressione sanguigna.
- **Meditazione e mindfulness:** queste tecniche incoraggiano le persone a concentrarsi sul momento presente. Per gli assistenti, alcuni minuti di meditazione al giorno possono aiutare a ridurre lo stress. Per i pazienti, la mindfulness, adattata alle loro capacità cognitive, può aiutarli a connettersi con l'ambiente circostante e a ridurre l'ansia.
- **Esercizi di visualizzazione:** proiettarsi mentalmente in un luogo rilassante, come una spiaggia o un giardino, può offrire una tregua dallo stress della vita quotidiana.
- **Tecniche di rilassamento muscolare:** questi metodi prevedono di tendere e poi rilassare deliberatamente diversi gruppi muscolari del corpo. Sono particolarmente efficaci per alleviare la tensione fisica.
- **Yoga e tai chi:** queste discipline combinano movimento, respirazione e meditazione. Sono eccellenti per rafforzare il corpo, calmare la mente e

gestire lo stress. Inoltre, si possono offrire ai pazienti versioni adattate, che favoriscono la loro mobilità e il loro benessere.

- **Diario della gratitudine:** dedicare ogni giorno qualche momento a scrivere ciò per cui è grato può cambiare la sua prospettiva sulle sfide che deve affrontare e aumentare la sua positività.
- **Tecniche di biofeedback:** utilizzando apparecchiature specializzate, queste tecniche le insegnano a controllare volontariamente alcune funzioni fisiologiche, come la frequenza cardiaca, per gestire lo stress.
- **Arte e musicoterapia:** esprimersi attraverso l'arte o ascoltare musica rilassante è un modo eccellente per rilassare gli assistenti e i pazienti.
- **Attività all'aperto:** la natura ha un effetto calmante. Una semplice passeggiata, l'ascolto del canto degli uccelli o la contemplazione del paesaggio possono essere fonte di profondo relax.
- **Stabilire dei limiti:** Saper dire 'no', delegare determinati compiti e prendersi del tempo per se stessi è essenziale per evitare il burnout.

È essenziale che gli assistenti ricordino che dedicare del tempo al proprio benessere non è un lusso, ma una necessità. Prendendosi cura di se stessi, saranno meglio attrezzati per fornire la migliore assistenza possibile ai loro pazienti. Le tecniche di rilassamento e di gestione dello stress sono strumenti preziosi in questo sforzo continuo di raggiungere l'equilibrio e il benessere.

# Capitolo 9

# CASI DI STUDIO: STORIE DI VITA REALE DAI REPARTI ALZHEIMER

# Resilienza di fronte al progresso
# La malattia

La malattia di Alzheimer è un calvario, non solo per i pazienti stessi, ma anche per gli assistenti e le famiglie che li circondano. La progressione della malattia, con le sue sfide crescenti e le perdite successive, richiede una notevole forza interiore per perseverare. La resilienza è la capacità di affrontare le avversità, adattarsi e andare avanti nonostante gli ostacoli. È un'abilità essenziale di fronte alla progressione della malattia di Alzheimer.

L'evoluzione della resilienza :
- **Riconoscere la realtà**: accettare la diagnosi e riconoscere la realtà della malattia è il primo passo. Questo non significa perdere la speranza, ma piuttosto comprendere la situazione per poterla affrontare in modo proattivo.
- **Cercare sostegno**: è essenziale circondarsi di una squadra forte, che si tratti di professionisti sanitari, gruppi di sostegno, amici o familiari. Condividere le emozioni, le sfide e i successi costruisce la resilienza.
- **Trovare un significato**: Capire che, nonostante la malattia, la persona rimane unica e preziosa può aiutare a trovare un significato nel processo. Questo può anche significare essere coinvolti nella sensibilizzazione sulla malattia o nella ricerca.
- **Celebrare le piccole vittorie**: con il progredire della malattia, è fondamentale celebrare ogni momento di gioia, ogni ricordo condiviso, ogni risata. Questi momenti diventano ancore che rafforzano la resilienza.
- **Prendersi cura di se stessi**: i badanti, in particolare, devono prendersi cura del proprio benessere, sia fisico che emotivo. Questo include

prendersi del tempo per se stessi, gestire lo stress e trovare attività soddisfacenti al di fuori dell'assistenza.

- **Educazione e informazione**: comprendere la malattia, i suoi sintomi e i trattamenti può aiutarla a sentirsi più in controllo. L'educazione è un potente strumento di resilienza.
- **Adattabilità**: con il progredire della malattia, è fondamentale essere flessibili e adattarsi alle nuove realtà. Questo può significare ripensare le routine, adattare l'ambiente o rivedere le aspettative.
- **Mantenere un legame umano**: mantenere il contatto con il paziente, anche quando la comunicazione diventa difficile, è essenziale. Gesti affettuosi, musica o la semplice presenza possono superare le barriere della malattia.

La resilienza di fronte alla progressione della malattia di Alzheimer non è un percorso lineare, ma piuttosto un viaggio con i suoi alti e bassi. È alimentata dall'amore, dalla determinazione, dal sostegno e dalla capacità di trovare la luce anche nei momenti più bui. Al di là delle sfide, è una testimonianza dell'incredibile forza dello spirito umano.

# Navigare attraverso le complessità della comunicazione

Per affrontare le complessità della comunicazione con un paziente affetto da Alzheimer sono necessari sia la pazienza che un approccio personalizzato. La malattia, con i suoi effetti degenerativi sulle capacità cognitive, può rendere la comunicazione difficile, ma non impossibile. Comprendere queste complessità è essenziale per mantenere un legame umano con il paziente durante la progressione della malattia.

Le sfide della comunicazione con la malattia di Alzheimer :
- **Disturbi del linguaggio**: i pazienti possono avere difficoltà a trovare le parole giuste, a formare frasi complete o a seguire una conversazione.
- **Problemi di memoria**: frequenti dimenticanze, difficoltà a riconoscere volti familiari o a ricordare eventi recenti possono ostacolare la comunicazione.
- **Difficoltà percettive**: problemi come l'errata interpretazione di segnali non verbali o la maggiore sensibilità al rumore possono disturbare la comunicazione.

Strategie per una comunicazione efficace:
- **Semplicità e chiarezza**: usi frasi brevi, parole semplici e parli lentamente. Si assicuri che il suo messaggio sia compreso prima di passare a quello successivo.
- **Mantenere un tono positivo**: un tono caldo, un atteggiamento paziente e il contatto visivo possono rendere la comunicazione più accessibile.
- **Evitare le distrazioni**: ridurre al minimo il rumore di fondo, spegnere la televisione e assicurarsi di avere l'attenzione del paziente prima di parlare.
- **Utilizzi il linguaggio non verbale**: i gesti, le espressioni facciali e il tatto possono trasmettere quanto o più delle parole.
- **Convalidare e confortare**: se il paziente è confuso o ansioso, spesso è meglio convalidare i suoi sentimenti piuttosto che correggerli.
- **Utilizzare ausili visivi**: foto, oggetti o ausili per la memoria possono facilitare la comunicazione.
- **Ripetere o riformulare se necessario**: se il paziente non capisce, provi a riformulare piuttosto che ripetere esattamente la stessa frase.
- **Incoraggiare scelte semplici**: piuttosto che fare una domanda aperta, offra due scelte per facilitare la decisione.

- **Ascoltare con pazienza**: anche se il discorso è disorganizzato, l'atto di ascoltare è un gesto di rispetto e compassione.

Anticipare e adattarsi al cambiamento :
Con il progredire della malattia, la comunicazione può diventare sempre più difficile. È fondamentale essere flessibili, adattare i metodi e accettare che, a volte, la semplice presenza e il contatto fisico possono essere le forme di comunicazione più potenti.

Navigare tra le complessità della comunicazione nel contesto della malattia di Alzheimer è tanto un'arte quanto una scienza. È un viaggio di apprendimento continuo, con ogni paziente che offre una lezione unica sulla natura della connessione umana e sull'importanza della pazienza, della comprensione e dell'amore.

## Amore e compassione al centro dell'assistenza

L'amore e la compassione sono molto più che semplici emozioni o gesti. Nel contesto dell'assistenza alle persone con la malattia di Alzheimer, questi due elementi diventano la pietra angolare di un approccio terapeutico che va oltre i farmaci o gli interventi clinici. Sono la sostanza stessa che tesse il legame tra il caregiver e il paziente, offrendo un barlume di umanità in un paesaggio spesso oscurato dalla malattia.

L'amore come fondamento :
Al di là della sua definizione tradizionale, l'amore in questo contesto è un profondo apprezzamento dell'umanità dell'altra persona, un riconoscimento del suo valore intrinseco. I pazienti affetti da Alzheimer, nonostante la perdita di alcune capacità, rimangono esseri umani con

desideri, ricordi e una storia. Amare questi pazienti significa riconoscere la loro individualità e dignità, anche quando non possono più farlo da soli.

La compassione come metodo di cura:
La compassione è una risposta empatica alla sofferenza degli altri. Richiede che l'assistente si metta nei panni del paziente, che senta ciò che sta provando e che agisca di conseguenza. Nei momenti di confusione o di angoscia, un atto di compassione può lenire, rassicurare e confortare.

Vantaggi tangibili:
- **Riduzione dell'ansia**: un approccio amorevole e compassionevole rassicura i pazienti e riduce l'ansia spesso associata alla malattia.
- **Stimolazione cognitiva**: un ambiente caldo e amorevole può avere un effetto positivo sulla cognizione, incoraggiando momenti di chiarezza e di connessione.
- **Miglioramento dell'assistenza fisica**: un approccio assistenziale rende le procedure mediche e le routine quotidiane più facili da gestire per il paziente.

Per gli assistenti:
La compassione e l'amore sono altrettanto benefici per il caregiver. Danno un significato profondo al lavoro che svolgono, rafforzano i legami e forniscono una fonte di energia in momenti altrimenti estenuanti.
Tuttavia, un impegno emotivamente così intenso non è privo di sfide. Ci può essere un alto rischio di burnout, di tristezza per la progressione della malattia o di difficoltà nel gestire le emozioni.

La necessità di equilibrio :
Per i caregiver è fondamentale trovare un equilibrio. Ciò significa concedersi delle pause, cercare sostegno e riconoscere le proprie emozioni e i propri bisogni. La

compassione per se stessi è importante quanto quella per i pazienti.

L'amore e la compassione, se integrati nel cuore dell'assistenza all'Alzheimer, possono trasformare l'esperienza della malattia per tutte le persone coinvolte. Ricordano che, al di là dei sintomi, dei farmaci e delle sfide, esiste una persona che merita rispetto, dignità e affetto. In questo spazio sacro di assistenza, anche nel mezzo del declino e della perdita, possono ancora fiorire momenti di bellezza, gioia e umanità.

# Capitolo 10

# ASPETTI ETICI E LEGALI

# I diritti dei pazienti con Alzheimer

I diritti dei pazienti affetti da Alzheimer sono di importanza cruciale. Queste persone, pur dovendo affrontare un deterioramento cognitivo, hanno gli stessi diritti fondamentali di qualsiasi altra persona. Tuttavia, a causa della natura progressiva e debilitante della loro malattia, possono richiedere una difesa più vigorosa dei loro diritti.

### Riconoscimento dell'individualità :
Ogni paziente con Alzheimer è prima di tutto un individuo, con la sua storia, i suoi valori, i suoi desideri e le sue esigenze. Nonostante la malattia, la sua individualità deve essere sempre rispettata e riconosciuta.

### Il diritto a un'assistenza dignitosa e rispettosa:
- **Assistenza di qualità**: i malati di Alzheimer hanno il diritto di ricevere un'assistenza adeguata alle loro esigenze, che rispetti le loro preferenze e che sia fornita da professionisti formati e competenti.
- **Protezione dagli abusi**: come ogni persona vulnerabile, ha il diritto di essere protetta da qualsiasi forma di abuso, sia esso fisico, emotivo, finanziario o di altro tipo.

### Partecipazione al processo decisionale :
Anche con capacità cognitive ridotte, i pazienti hanno il diritto di essere informati e, per quanto possibile, di partecipare al processo decisionale relativo alla loro assistenza, al trattamento e alla vita quotidiana.

### Diritto alla privacy e alla riservatezza :
La privacy dei pazienti di Alzheimer deve essere rispettata, sia per quanto riguarda i loro dati medici, sia per quanto riguarda la loro intimità fisica o le loro comunicazioni personali.

**Accesso a terapie e trattamenti adeguati:**
Questo include non solo i trattamenti medici, ma anche gli interventi non farmacologici, come le terapie artistiche e musicali e la stimolazione cognitiva.

**Il diritto di vivere in un ambiente sicuro e stimolante:**
I malati di Alzheimer hanno il diritto di vivere in un ambiente sicuro, dove i rischi di cadute, di vagabondaggio o di altri pericoli sono ridotti al minimo, mentre beneficiano di attività stimolanti adatte alle loro capacità.

**Diritto all'informazione:**
I pazienti e le loro famiglie hanno il diritto di essere informati sulla malattia, sulla sua progressione, sulle opzioni di trattamento e sulle risorse disponibili.

**Riconoscimento e rispetto delle direttive anticipate :**
Se un paziente ha redatto delle direttive anticipate o ha nominato un delegato in caso di incapacità, queste scelte devono essere rispettate e applicate.

**Diritto alla non discriminazione :**
La malattia di Alzheimer, sebbene abbia un impatto sulla cognizione, non dovrebbe essere un motivo per trattare questi pazienti in modo diseguale o per stigmatizzarli.

I diritti dei pazienti di Alzheimer riflettono un approccio centrato sulla persona, che mira a garantire il loro benessere e a trattarli con dignità e rispetto. Pur riconoscendo le sfide poste dalla malattia, è essenziale che gli assistenti, le famiglie e la società in generale difendano con forza questi diritti, assicurando che ogni malato di Alzheimer sia trattato con l'umanità e la considerazione che merita.

# Il processo decisionale medico e il consenso informato

Il processo decisionale medico e il consenso informato sono centrali nella medicina moderna, e sottolineano il rispetto dell'autonomia individuale e la necessità di una comunicazione aperta tra paziente e operatore sanitario. Tuttavia, quando si tratta di pazienti con la malattia di Alzheimer, questi concetti assumono una dimensione particolarmente complessa.

Principio del consenso informato :
Il consenso informato si basa sull'idea che un individuo ha il diritto di prendere decisioni sul proprio corpo e sulla propria salute. Prima di qualsiasi intervento o procedura medica, il paziente deve essere adeguatamente informato dei rischi, dei benefici, delle possibili alternative e delle potenziali conseguenze. Solo dopo aver ricevuto e compreso queste informazioni, il paziente può dare un consenso informato.

Le sfide poste dalla malattia di Alzheimer :
- **Capacità cognitive ridotte**: i pazienti con Alzheimer possono avere difficoltà a comprendere informazioni complesse, a soppesare i pro e i contro o a esprimere chiaramente le proprie preferenze.
- **Variabilità nella capacità decisionale**: la capacità di prendere decisioni può variare in base allo stadio della malattia, al momento della giornata o ad altri fattori.

Approcci al processo decisionale medico:
- **Valutazione della capacità decisionale**: prima di chiedere il consenso, è fondamentale valutare la capacità del paziente di comprendere e prendere decisioni. A tale scopo sono disponibili strumenti e valutazioni specializzate.

- **Coinvolgere familiari e amici**: se il paziente non è in grado di dare il proprio consenso informato, può essere necessario coinvolgere familiari e amici o un delegato designato per aiutare nel processo decisionale.
- **Direttive anticipate**: questi documenti, redatti quando il paziente è ancora pienamente capace, esprimono i desideri del paziente in merito alle cure mediche, agli interventi e ai trattamenti in caso di futura incapacità decisionale.
- **Comunicazione semplificata**: per facilitare la comprensione, può essere utile adattare il linguaggio, utilizzare ausili visivi o altri mezzi per presentare le informazioni in modo chiaro e conciso.

Il ruolo degli operatori sanitari:
È fondamentale che gli operatori sanitari rispettino l'autonomia dei pazienti, garantendo al contempo la loro sicurezza e il loro benessere. Ciò può richiedere discussioni delicate, ascolto attento e attenzione ai segnali non verbali.

Il processo decisionale medico e il consenso informato per i pazienti con Alzheimer sono processi complessi che richiedono sensibilità, pazienza e abilità. Sebbene la malattia possa compromettere la capacità decisionale, l'importanza di rispettare la dignità, i diritti e i desideri del paziente rimane fondamentale. Un approccio centrato sulla persona, combinato con una stretta collaborazione con le famiglie e gli assistenti, può fornire un modo equilibrato ed etico di navigare in queste acque delicate.

# Gestione dei casi di abuso e negligenza

Gestire i casi di abuso e negligenza delle persone con la malattia di Alzheimer è un compito delicato, urgente ed essenziale. A causa della loro maggiore vulnerabilità, queste persone sono spesso a rischio di sfruttamento, abuso o negligenza. Trattare questo argomento richiede una combinazione di sensibilità, competenza professionale e impegno morale.

Tipi di abuso riscontrati:
- **Abuso fisico:** atti di violenza o trattamenti bruschi.
- **Abuso emotivo**: insulti, umiliazioni, minacce o isolamento.
- **Abuso sessuale:** qualsiasi atto sessuale non consensuale.
- **Abuso finanziario**: sfruttamento finanziario, furto o appropriazione indebita di fondi.
- **Trascuratezza**: mancata fornitura di cure di base, come l'alimentazione, l'igiene o l'assunzione di farmaci.

Riconoscere i segni:
Gli operatori sanitari, in particolare quelli che lavorano nelle unità di Alzheimer, devono essere addestrati a riconoscere i sottili segni di abuso o negligenza. Questi possono includere cambiamenti comportamentali inspiegabili, lesioni ricorrenti, segni di disagio emotivo o di isolamento, anomalie finanziarie o declino della salute senza apparente motivo medico.

Protocolli di intervento :
- **Documentazione accurata**: è fondamentale documentare dettagliatamente qualsiasi segno o sintomo sospetto, includendo descrizioni dettagliate, foto se necessario e qualsiasi altra informazione rilevante.
- **Riservatezza**: la protezione della privacy del paziente è fondamentale, tranne nei casi di rischio immediato.

- **Segnalazione**: in caso di sospetto fondato di abuso o negligenza, deve essere fatta una segnalazione alle autorità competenti.
- **Supporto al paziente**: fornire un ambiente sicuro e offrire un supporto psicologico e medico su misura per il paziente.

Prevenzione :
- **Formazione del personale**: tutti gli operatori sanitari devono ricevere una formazione specifica sul riconoscimento e la gestione dell'abuso e della negligenza.
- **Valutazioni regolari**: valutazioni regolari del benessere fisico ed emotivo del paziente possono aiutare a individuare e prevenire gli abusi.
- **Comunicazione aperta**: incoraggiare una comunicazione aperta tra il personale, i pazienti e le famiglie può aiutare a prevenire o rilevare gli abusi.
- **Protocolli chiari**: avere procedure standardizzate per trattare le accuse di abuso assicura che i casi siano trattati in modo rapido ed efficace.

Gestire i casi di abuso e negligenza dei pazienti con Alzheimer è una grave responsabilità per tutti gli operatori sanitari. Al di là delle competenze professionali, richiede una genuina umanità, una costante vigilanza e un impegno incrollabile per la protezione e il benessere di queste persone particolarmente vulnerabili. Ogni caso di abuso o negligenza è una tragedia, ma con la giusta formazione, la consapevolezza e protocolli d'azione efficaci, questi eventi possono essere minimizzati o addirittura eliminati.

# Capitolo 11

# NUTRIZIONE
# E
# CURA
# DELL'ALIMENTAZIONE

# Sfide nutrizionali nei pazienti con Alzheimer

L'alimentazione gioca un ruolo cruciale nel benessere generale di ogni persona. Per le persone con la malattia di Alzheimer, mantenere una dieta equilibrata può presentare sfide uniche. I cambiamenti cognitivi, comportamentali e fisiologici associati alla malattia possono interferire con un'adeguata alimentazione, e riconoscere e gestire queste sfide è essenziale per sostenere la salute e la qualità di vita del paziente.

Cambiamenti nella percezione e nelle preferenze :
Con il progredire della malattia, i pazienti possono perdere il gusto per alcuni cibi o sviluppare improvvise avversioni. Questi cambiamenti possono essere dovuti ad alterazioni della percezione del gusto e dell'olfatto. Le preferenze alimentari possono anche essere influenzate da fattori psicologici o emotivi, come l'ansia o la depressione.

Problemi di masticazione e deglutizione:
I pazienti possono avere difficoltà a masticare o a deglutire alcuni alimenti, aumentando il rischio di soffocamento o di malnutrizione. Ciò può essere dovuto a una perdita di coordinazione muscolare o a cambiamenti nella struttura della bocca.

Riduzione dell'appetito :
Alcuni pazienti affetti da Alzheimer possono perdere l'appetito, sia a causa della malattia stessa, sia a causa dei farmaci prescritti. Questo può portare a una perdita di peso indesiderata e a carenze nutrizionali.

Dimenticare di mangiare:
La perdita di memoria comune nei pazienti con Alzheimer può portare a dimenticare di mangiare o a mangiare più volte pensando di non averlo fatto.

Difficoltà comportamentali :
Comportamenti come agitazione, confusione o distrazione possono rendere difficile l'alimentazione. Inoltre, alcuni pazienti possono avere fissazioni o compulsioni per determinati alimenti.

Strategie di coping :

- **Ambiente rilassante per il pasto**: Creare un ambiente calmo e privo di distrazioni può aiutare a concentrare l'attenzione del paziente sul pasto.
- **Cibi familiari e preferiti**: servire cibi che il paziente riconosce e che gli piacciono può incoraggiare l'assunzione di cibo.
- **Assistenza ai pasti**: alcuni pazienti possono avere bisogno di aiuto per mangiare, sia che si tratti di tagliare il cibo o di essere guidati durante il pasto.
- **Integratori nutrizionali**: se l'assunzione di cibo è insufficiente, si possono prendere in considerazione gli integratori nutrizionali per garantire un'assunzione adeguata.
- **Monitoraggio regolare del peso e dell'alimentazione**: il monitoraggio regolare del peso, dell'assunzione di cibo e dei livelli di nutrienti essenziali può aiutare a identificare precocemente qualsiasi potenziale problema.
- **Terapie alternative**: la musicoterapia o l'aromaterapia possono stimolare l'appetito o creare un'atmosfera più favorevole all'alimentazione.

Affrontare le sfide nutrizionali dei pazienti con Alzheimer richiede un approccio olistico che tenga conto degli aspetti medici e psicosociali della malattia. Attraverso l'osservazione attenta, la flessibilità e la stretta collaborazione con i dietologi, gli assistenti e le famiglie, è possibile superare questi ostacoli e garantire un'alimentazione ottimale ai pazienti durante il loro percorso con la malattia di Alzheimer.

# Tecniche per incoraggiare l'alimentazione e l'idratazione

Incoraggiare l'alimentazione e l'idratazione nei pazienti con Alzheimer è essenziale per mantenere la loro salute fisica, prevenire complicazioni mediche e sostenere il loro benessere generale. Ecco alcune tecniche per raggiungere questo obiettivo in modo fluido ed efficace:

1. Creare l'ambiente giusto:
   - **Atmosfera calma**: ridurre le distrazioni come la televisione o la radio durante i pasti, per aiutare il paziente a concentrarsi sul cibo.
   - **Allestimento attraente**: Presentare il cibo in modo appetitoso, con colori diversi e piatti ben disposti. I piatti a contrasto possono aiutare i pazienti a vedere meglio il cibo.
2. Adattare le preferenze alimentari :
   - **Cibo familiare**: i piatti familiari possono suscitare l'interesse del paziente per il cibo, evocando ricordi piacevoli.
   - **Variare le consistenze**: se la masticazione o la deglutizione diventano un problema, provi cibi più morbidi o ridotti in purea. Anche i frullati e le zuppe possono essere delle buone opzioni.
3. Essere presente ai pasti:
   - **Mangiare insieme**: il semplice atto di condividere un pasto può incoraggiare il paziente a mangiare.
   - **Guida manuale**: per i pazienti più avanzati, può essere necessario guidare delicatamente la mano per aiutarli a mangiare.
4. Pasti divisi:
   - **Piccoli pasti frequenti**: Invece di tre grandi pasti, provi a somministrare porzioni più piccole con maggiore frequenza nel corso della giornata.

5. Idratazione :
- **Promemoria regolari**: incoraggiare i pazienti a bere regolarmente, anche se non sentono sete.
- **Una varietà di bevande**: tè, succhi, zuppe, acqua aromatizzata o frullati possono rendere l'idratazione più attraente.
- **Individuare i segni della disidratazione**: pelle secca, confusione o urina scura possono essere segni di un'idratazione insufficiente.

6. Tecniche di rinforzo:
- **Elogio e incoraggiamento**: Lodare gli sforzi del paziente, per quanto piccoli.
- **Coinvolgere il paziente**: coinvolgerlo nella preparazione dei pasti o nella scelta degli alimenti, il che può stimolare il suo interesse per il cibo.

7. Utilizzo di strumenti appropriati:
- **Utensili ergonomici**: posate adattate o tazze con manici grandi possono facilitare il consumo di cibo.
- **Controllare la temperatura**: si assicuri che il cibo e le bevande non siano né troppo caldi né troppo freddi.

8. Presti attenzione ai requisiti nutrizionali:
- **Integratori**: Se l'assunzione di cibo è insufficiente, discuta con un nutrizionista la possibilità di introdurre degli integratori per garantire i requisiti nutrizionali.
- **Individuare le carenze**: controlli regolari possono aiutare a individuare eventuali carenze nutrizionali precoci.

L'alimentazione e l'idratazione sono elementi fondamentali nella cura dei pazienti con Alzheimer. Approcciarle con pazienza, creatività e compassione può fare la differenza per il benessere del paziente. Prestando attenzione alle esigenze uniche del paziente, adattando le tecniche e collaborando con gli operatori sanitari, gli assistenti possono superare le sfide nutrizionali e garantire un'assistenza ottimale.

# Gestione dei disturbi della deglutizione e aspirazioni

La disfagia, o difficoltà di deglutizione, è una condizione comune nelle persone con la malattia di Alzheimer e altre forme di demenza. Una gestione adeguata di questi problemi è essenziale per prevenire complicazioni come la malnutrizione, la disidratazione e in particolare l'aspirazione, che può portare alla polmonite.

Riconoscere i sintomi:
- **Tosse o soffocamento** da cibo o bevande.
- **Cambiamento di voce** dopo aver bevuto o mangiato (voce umida o biascicata).
- **Ritenzione di cibo in** bocca o difficoltà a iniziare a deglutire.
- **Perdita di peso** inspiegabile e riduzione dell'appetito.

Strategie per la gestione della disfagia:
- **Consultazione professionale**: è importante sottoporsi alla valutazione di un logopedista, che può offrire consigli specifici sulla gestione della disfagia.
- Cambiamento della consistenza del cibo :
  - Cibo in purea o tritato per facilitare la deglutizione.
  - Se necessario, utilizzi degli addensanti per i liquidi.
- Posizione appropriata durante e dopo i pasti:
  - Si assicuri che il paziente sia seduto in posizione eretta con un angolo di 90 gradi durante i pasti.
  - Eviti di mettere a letto il paziente subito dopo aver mangiato o bevuto.
- Tecniche di deglutizione :
  - Incoraggi la deglutizione multipla per assicurarsi che tutto il cibo sia sceso.

- Utilizzi tecniche come la deglutizione con il mento (testa inclinata verso il basso) per aiutare a proteggere le vie respiratorie.
- **Monitoraggio attento**: faccia attenzione ai segni di aspirazione, come tosse, cambiamenti nel colore della pelle o respiro affannoso.
- **Mantenere una buona igiene orale**: i resti di cibo in bocca possono essere aspirati successivamente, quindi è fondamentale assicurarsi che la bocca sia pulita dopo i pasti.

Prevenzione dell'aspirazione:
- **Monitoraggio regolare**: controllare regolarmente le condizioni polmonari del paziente, ascoltando la respirazione.
- **Evitare le distrazioni**: I pasti devono avvenire in un ambiente tranquillo, per consentire al paziente di concentrarsi sulla deglutizione.
- **Fare pause frequenti**: Lasci che il paziente riprenda fiato tra un boccone e l'altro.
- **Si consulti regolarmente**: Valutazioni regolari da parte di professionisti possono aiutare a identificare e correggere i problemi prima che diventino gravi.

La disfagia e il rischio di aspirazione sono sfide serie per le persone con la malattia di Alzheimer. Una gestione proattiva e informata può prevenire gravi complicazioni. Con la giusta formazione, la costante vigilanza e il supporto professionale, gli assistenti possono fornire un'assistenza sicura ed efficace ai loro pazienti, permettendo loro di godersi i pasti.

# Capitolo 12

# MOBILITAZIONE E PREVENZIONE DELLE CADUTE

# Comprendere i rischi di caduta nei pazienti con Alzheimer

Le cadute sono una preoccupazione importante per gli anziani, e ancora di più per le persone con la malattia di Alzheimer. Il declino cognitivo, i cambiamenti sensoriali e motori, così come i farmaci, possono aumentare il rischio di cadute in questi pazienti. Comprendere e minimizzare questi rischi è essenziale per garantire la sicurezza del paziente.

Fattori di rischio :
- **Problemi di deambulazione e di equilibrio**: con il progredire della malattia, le funzioni motorie del paziente possono deteriorarsi, rendendo difficile camminare e mantenere l'equilibrio.
- **Deterioramento visivo**: la percezione visiva può essere compromessa, rendendo difficile distinguere gli ostacoli, i bordi o i cambiamenti di livello del terreno.
- **Confusione e disorientamento**: i pazienti possono non riconoscere l'ambiente circostante, cercare di alzarsi di notte o avere allucinazioni che li portano a muoversi improvvisamente.
- **Effetti collaterali dei farmaci**: Alcuni farmaci, in particolare quelli per l'ansia, la depressione o i disturbi del sonno, possono causare vertigini o un calo della pressione sanguigna.
- **Ostacoli ambientali**: mobili mal posizionati, cavi elettrici, tappeti e mancanza di illuminazione possono contribuire alle cadute.

Strategie di prevenzione :
- **Valutazione regolare**: è fondamentale valutare regolarmente le capacità motorie del paziente, così come il suo ambiente, per identificare i rischi potenziali.

- Sicurezza domestica :
  - Rimuova gli ostacoli dal terreno.
  - Installi dei corrimano in bagno e accanto al letto.
  - Utilizzi tappetini antiscivolo.
  - Garantire un'illuminazione adeguata, soprattutto di notte.
  - Scelga calzature adatte, con un buon sostegno e suole antiscivolo.
- **Esercizio fisico regolare**: incoraggiare i pazienti a fare esercizi dolci come camminare o il tai chi, che possono migliorare l'equilibrio e la forza muscolare.
- **Revisione dei farmaci**: collabori con il medico per assicurarsi che i farmaci prescritti non aumentino inutilmente il rischio di caduta.
- **Formazione e consapevolezza**: formare gli assistenti e i familiari a riconoscere i rischi di caduta e a intervenire di conseguenza.

Le cadute nei pazienti con Alzheimer non sono inevitabili. Comprendendo i rischi associati e implementando misure preventive, il numero di incidenti può essere notevolmente ridotto. Si tratta di un processo che richiede un'attenzione costante, una valutazione continua e una stretta collaborazione tra assistenti, professionisti della salute e familiari per garantire la sicurezza del paziente.


# Tecniche di mobilizzazione appropriate

La mobilitazione dei pazienti con Alzheimer richiede un'attenzione particolare, non solo per le sfide fisiche, ma anche per quelle cognitive. La malattia può compromettere la percezione, la capacità di seguire le istruzioni e la coordinazione motoria del paziente. Le tecniche di mobilizzazione devono quindi essere adattate per garantire la sicurezza e il comfort del paziente, nel rispetto della sua dignità.

Principi generali della mobilitazione :

**Comunicazione**: prima di qualsiasi mobilizzazione, parli delicatamente e chiaramente al paziente, spiegandogli cosa sta per fare.

**Approccio calmo**: movimenti improvvisi o inaspettati possono causare ansia o resistenza.

**La sicurezza prima di tutto**: si assicuri che l'ambiente sia sicuro, con superfici antiscivolo e senza ostacoli.

Tecniche specifiche :

Trasferimento dal letto alla sedia:

Se necessario , utilizzi fogli scorrevoli o tavole di trasferimento.

Si assicuri che il paziente sia seduto sul bordo del letto con i piedi ben appoggiati sul pavimento prima di alzarsi.

Offra un sostegno sotto le braccia e si assicuri che siano in grado di sostenere il peso prima di spostarle completamente.

Camminare :

Se il paziente è instabile, utilizzi una cintura di deambulazione o un deambulatore.

Cammini accanto a loro, leggermente indietro, pronto a fornire supporto.

Incoraggi i passi lenti e costanti, evitando le superfici irregolari.

Mobilitazione passiva :

Quando il paziente è costretto a letto e non è in grado di muoversi da solo, esegua movimenti passivi per evitare l'irrigidimento delle articolazioni.

Sostenga delicatamente l'arto e lo muova attraverso il suo normale raggio di movimento.

Uso di dispositivi di assistenza :
> I sollevatori meccanici possono essere utilizzati per i pazienti che non sono in grado di sostenere il proprio peso.
>
> Si assicuri che le cinghie siano sicure e che il paziente sia a suo agio durante il processo.

Igiene e cura della persona :
> Quando aiuta il paziente nella cura personale, si assicuri che sia ben supportato. Per esempio,     quando fa il bagno, utilizzi una sedia da doccia con piedi antiscivolo.

Punti da considerare:
- Il dolore può influire sulla capacità di mobilitarsi. Si assicuri che il paziente sia a suo agio e prenda in considerazione gli antidolorifici, se necessario.
- Valutare regolarmente la capacità di mobilizzazione del paziente e adattare le tecniche di conseguenza.
- Coinvolga il paziente il più possibile e lo incoraggi ad aiutare il più possibile.
- Assicurarsi che tutto il personale sia addestrato alle tecniche di mobilizzazione appropriate.

La mobilizzazione dei pazienti affetti da Alzheimer può essere impegnativa, ma con il giusto approccio può essere effettuata in modo sicuro ed efficace. Si tratta di una componente essenziale dell'assistenza a questi pazienti, che aiuta a prevenire complicazioni come le piaghe da decubito e la perdita di forza muscolare, promuovendo al contempo il benessere generale.

# Caratteristiche e attrezzature di sicurezza

Quando si lavora con i pazienti affetti da Alzheimer, la sicurezza è una priorità assoluta. Questi pazienti possono mostrare un comportamento imprevedibile, una ridotta percezione del pericolo e un ridotto senso dell'orientamento. Pertanto, la creazione di un ambiente sicuro e appropriato è essenziale per prevenire gli incidenti e promuovere un senso di benessere.

Accessori generali :

**Illuminazione**: una buona illuminazione è fondamentale per prevenire le cadute. Utilizzi luci con rilevamento del movimento per illuminare automaticamente le aree quando una persona si avvicina, come i corridoi e i bagni.

**Pavimenti**: eviti i tappeti, che possono creare ostacoli. Opti per rivestimenti antiscivolo, soprattutto nei bagni.

**Segnaletica chiara**: i cartelli con immagini possono aiutare i pazienti a orientarsi e a identificare le stanze, come i servizi igienici o la propria camera da letto.

**Maniglioni**: li installi nei bagni, nelle toilette e vicino al letto per facilitare la mobilitazione.

**Telecamere di sorveglianza**: in alcuni casi, per garantire la sicurezza dei pazienti ad alto rischio, si possono installare telecamere per monitorare i movimenti e prevenire gli incidenti.

Dispositivi di sicurezza specifici :

**Rilevatori di movimento**: questi dispositivi possono avvisare il personale se un paziente lascia il letto o la stanza durante la notte.

**Braccialetti di identificazione**: possono essere dotati di chip GPS per localizzare i pazienti che potrebbero perdersi.

**Porte sicure**: I codici di accesso o i sistemi di badge possono impedire ai pazienti di uscire senza supervisione.

**Riduttori del rischio di caduta**: questi includono letti bassi, tappetini posizionati accanto al letto e calzature antiscivolo.

- **Sistemi di allarme**: i pulsanti di chiamata o i dispositivi portatili consentono ai pazienti di segnalare se hanno bisogno di aiuto.
- **Angoli arrotondati sui mobili**: questo può evitare lesioni in caso di caduta.

Zone speciali :
- **Giardini sicuri**: un'area esterna recintata e sorvegliata permette ai pazienti di godersi l'aria aperta in tutta sicurezza.
- **Aree relax**: Stanze calme e rilassanti possono aiutare a gestire l'agitazione o l'ansia dei pazienti.

Istruzione e formazione :
Oltre alla sistemazione fisica, il personale deve essere formato sulle tecniche di prevenzione delle cadute, sulla gestione dei comportamenti difficili e sulla risposta alle emergenze. Simulazioni regolari e richiami alle procedure di sicurezza possono contribuire a garantire la protezione dei pazienti.

Creare un ambiente sicuro per i pazienti di Alzheimer va oltre la semplice prevenzione degli incidenti. Aiuta a creare un'atmosfera in cui i pazienti si sentono sicuri, rispettati e assistiti. Implementando queste strutture e caratteristiche di sicurezza, è possibile offrire un'assistenza di alta qualità riducendo al minimo i rischi.

# Capitolo 13

# MORTE
# E CURE PALLIATIVE

# Un approccio sensibile alla fine della vita

L'assistenza ai pazienti con malattia di Alzheimer avanzata e l'avvicinarsi alla fine della vita sono periodi delicati che richiedono particolare attenzione e sensibilità. Ciò implica non solo garantire che il paziente riceva un'assistenza medica adeguata, ma anche che si tenga conto delle sue esigenze emotive, psicologiche e spirituali. Avvicinarsi alla fine della vita con sensibilità richiede compassione, empatia e una comunicazione aperta con il paziente, la famiglia e il team di assistenza.

1. Riconoscere i segni della fine della vita:
I pazienti affetti da Alzheimer possono presentare sintomi come il deterioramento cognitivo, la perdita di appetito, l'aumento dell'immobilità, le infezioni frequenti o un peggioramento generale della salute. Riconoscere questi segnali significa che l'assistenza può essere preparata e adattata meglio.

2. Comunicazione con la famiglia:
Si impegni in conversazioni aperte e oneste con la famiglia sul decorso della malattia, sulle opzioni di cure palliative e sui desideri di fine vita del paziente. Si assicuri di scegliere un momento appropriato, in un ambiente tranquillo, per queste discussioni delicate.

3. Cure palliative :
L'obiettivo è alleviare il dolore e altri sintomi fastidiosi, sostenendo al contempo le esigenze emotive e spirituali del paziente. L'accento è posto sulla qualità della vita, piuttosto che sulla sua durata.

4. Rispettare i desideri del paziente:
Se il paziente ha redatto delle direttive anticipate o una procura per l'assistenza sanitaria, è fondamentale che

vengano rispettate le sue volontà in merito alle cure mediche, agli interventi e alla fine della vita.

## 5. Supporto emotivo :
Offrire sessioni regolari di supporto psicologico o terapie musicali e artistiche per aiutare i pazienti a esprimere le loro emozioni e a trovare un senso di calma.

## 6. Spiritualità :
Se il paziente è religioso o spirituale, incorpori le pratiche o i rituali che sono importanti per lui, come la preghiera, la meditazione o rituali specifici.

## 7. Prepararsi per le conseguenze:
Guidare la famiglia nel processo di elaborazione del lutto, aiutandola ad anticipare e comprendere le emozioni che potrebbe provare. Offrire risorse come gruppi di sostegno o consulenti per il lutto.

## 8. Rituali di addio :
Permetta alla famiglia di trascorrere del tempo con il paziente, parlando con lui, tenendogli la mano o ascoltando la sua musica preferita. Questi momenti possono aiutare a chiudere il cerchio.

Avvicinarsi con sensibilità alla fine della vita dei pazienti con Alzheimer è un processo complesso che comprende non solo gli aspetti medici, ma anche le emozioni, la spiritualità e la dignità umana. È un momento in cui la compassione, il rispetto e l'empatia assumono il loro pieno significato. In qualità di professionista sanitario, è essenziale guidare delicatamente il paziente e la sua famiglia in questa fase, assicurandosi che tutte le sue esigenze siano rispettate e sostenute.

# Cure palliative specifico per i pazienti con Alzheimer

Le cure palliative svolgono un ruolo fondamentale nel sostenere i pazienti affetti da Alzheimer, in particolare nelle fasi avanzate della malattia. Questa assistenza non si limita alla semplice gestione del dolore fisico, ma comprende anche gli aspetti psicologici, sociali e spirituali del benessere. Mira a migliorare la qualità di vita del paziente e a sostenere la sua famiglia. Per i pazienti affetti da Alzheimer, le cure palliative assumono caratteristiche particolari che riflettono la complessità della malattia.

1. Valutazione complessiva delle esigenze:
La valutazione regolare delle esigenze del paziente è fondamentale per adattare l'assistenza alla progressione della malattia. Ciò include la valutazione del dolore (che spesso è sottovalutato o mal interpretato in questi pazienti), dei sintomi comportamentali e delle esigenze nutrizionali.

2. Gestione del dolore :
La comunicazione compromessa rende difficile per i pazienti esprimere il proprio dolore. È quindi fondamentale utilizzare scale di misurazione del dolore appropriate e rimanere attenti ai segnali non verbali, come l'agitazione, il rifiuto di mangiare o il ritiro.

3. Approccio non farmacologico:
Oltre ai farmaci, le terapie complementari, come la musicoterapia, l'arteterapia o la massoterapia, possono aiutare ad alleviare i sintomi e a dare conforto.

4. Gestione dei sintomi neuropsichiatrici:
I pazienti possono manifestare sintomi come agitazione, aggressività o depressione. Spesso è necessaria una

combinazione di approcci medicinali e non medicinali per gestirli.

5. Supporto nutrizionale :
Con il progredire della malattia, possono sorgere problemi di alimentazione. Si può prendere in considerazione una valutazione regolare dello stato nutrizionale, l'uso di alimenti appropriati o l'alimentazione enterale.

6. Comunicazione appropriata:
L'approccio comunicativo deve essere modificato per soddisfare le esigenze dei pazienti che possono avere difficoltà a capire o ad esprimersi. È preferibile una comunicazione semplice, chiara e ripetitiva.

7. Supporto emotivo e spirituale:
Rispettare le convinzioni e i valori del paziente è essenziale. Il ricorso a cappellani, consulenti o altri professionisti spirituali può offrire un sostegno prezioso.

8. Sostegno alle famiglie :
Le famiglie hanno spesso bisogno di orientamento, istruzione e sostegno emotivo. Aiutarli a capire cosa aspettarsi, fornire risorse e sostenerli nel processo di elaborazione del lutto sono tutti elementi essenziali.

9. Pianificazione anticipata delle cure:
Sebbene sia difficile, è importante discutere con la famiglia i desideri del paziente in merito all'assistenza, in particolare su questioni come la rianimazione, la nutrizione artificiale e il ricovero.

10. Luogo di cura :
La decisione su dove verrà fornita l'assistenza (a casa, in un hospice, in un'unità specializzata) deve basarsi sulle esigenze del paziente, sui desideri della famiglia e sulle risorse disponibili.

Le cure palliative per i pazienti con Alzheimer richiedono un approccio olistico, personalizzato e incentrato sul paziente. Richiede una stretta collaborazione tra diversi operatori sanitari per garantire un'assistenza ottimale sia al paziente che alla sua famiglia.

# Sostenere le famiglie durante il lutto

La malattia di Alzheimer è una prova che spesso si protrae per molti anni, e durante questo periodo, le famiglie sperimentano lutti successivi, che vanno dalla graduale perdita delle capacità cognitive del loro caro alla sua scomparsa fisica. Il supporto al lutto è un aspetto essenziale dell'assistenza, che consente alle famiglie di trovare un certo grado di pace e di ricostruire la propria vita dopo la perdita.

1. Lutto anticipato:
Anche prima della morte del paziente, le famiglie sperimentano il cosiddetto "lutto anticipato". Piangono la perdita dei ricordi, della personalità e delle capacità del loro caro. È un processo complesso, perché si mescola al dolore di vedere la persona amata allontanarsi, pur essendo ancora fisicamente presente.

2. Riconoscere l'unicità del lutto:
Ogni famiglia e ogni individuo vive il lutto in modo diverso. È essenziale riconoscere questa unicità, non giudicare e fornire un sostegno su misura per ogni situazione.

3. Fornire informazioni:
Comprendere il processo della malattia, le sue fasi e le reazioni emotive che genera può aiutare le famiglie a gestire il lutto in modo più efficace. Si possono organizzare regolarmente sessioni informative e discussioni aperte.

4. Offrire un supporto psicologico:
Le sessioni di terapia individuale o di gruppo, condotte da professionisti qualificati, possono aiutare le famiglie a esprimere i loro sentimenti, a gestire il dolore e a trovare strategie per andare avanti.

5. Incoraggiare i gruppi di sostegno:
I gruppi di sostegno sono un luogo in cui le famiglie possono condividere le loro esperienze, le loro difficoltà e le loro strategie di coping. Questi incontri rafforzano la sensazione di non essere soli di fronte alla malattia.

6. Organizzare rituali:
I rituali, che siano religiosi o meno, possono aiutare a dare un significato alla perdita, a celebrare la vita del defunto e a iniziare il processo di guarigione.

7. Incoraggiare l'espressione dei sentimenti:
È importante permettere alle famiglie di esprimere i loro sentimenti, che siano tristi, arrabbiati, colpevoli o altro. L'espressione può assumere molte forme: discussioni, scrittura, arte, musica, ecc.

8. Si prepari alla fase post-lutto:
È fondamentale sostenere le famiglie nel periodo successivo, aiutandole a immaginare la vita senza la persona amata, a ritrovare l'equilibrio e a pianificare nuovi progetti o attività.

Sostenere le famiglie nel loro lutto è un viaggio delicato che richiede ascolto, compassione e competenza. Si tratta di un processo che non si limita al periodo immediatamente successivo al decesso, ma è a lungo termine. Riconoscere la profondità del loro dolore e offrire un sostegno adeguato aiuta ad alleviare il peso delle famiglie e a guidarle verso la guarigione.

# Capitolo 14

# STRUMENTI TECNOLOGICI NELLE UNITÀ DI ALZHEIMER

# L'uso della tecnologia
# per migliorare l'assistenza

In un'epoca dominata dallo sviluppo tecnologico, è naturale integrare queste innovazioni nel mondo dell'assistenza, e in particolare nel trattamento e nella cura dei pazienti affetti dalla malattia di Alzheimer. Lungi dall'essere semplici gadget, queste tecnologie possono apportare cambiamenti significativi, non solo nella vita dei pazienti, ma anche in quella degli operatori sanitari e delle loro famiglie.

1. Tecnologie di assistenza e monitoraggio:
Dispositivi come gli orologi GPS possono aiutare a tracciare i movimenti dei pazienti, riducendo al minimo il rischio che si allontanino. Inoltre, i sensori di movimento e le telecamere possono essere installati nelle case o nelle strutture di cura per monitorare le attività dei pazienti, garantendo la loro sicurezza.

2. Miglioramento della comunicazione:
Sono state progettate applicazioni specifiche per facilitare la comunicazione tra i pazienti e i loro parenti o assistenti. Questi strumenti visivi e uditivi possono aiutare a superare le barriere linguistiche e cognitive che si presentano con il progredire della malattia.

3. Realtà virtuale:
La realtà virtuale si è dimostrata promettente nell'aiutare i pazienti a rivivere i ricordi, a visitare luoghi familiari o a partecipare ad attività terapeutiche, contribuendo così al loro benessere emotivo e cognitivo.

4. Giochi e applicazioni di stimolazione cognitiva:
Sono stati sviluppati molti giochi interattivi per tablet e computer, che mirano alla memoria, all'attenzione e ad

altre funzioni cognitive. Questi giochi possono essere divertenti e utili per mantenere le capacità mentali.

5. Telemedicina e monitoraggio a distanza:
La telemedicina consente ai medici e agli operatori sanitari di monitorare i pazienti a distanza, fornendo l'accesso alle cure senza la necessità di frequenti spostamenti, il che può essere particolarmente utile per i pazienti che vivono in aree remote.

6. Robotica e intelligenza artificiale:
I robot dotati di AI sono stati introdotti in alcune strutture per aiutare l'assistenza ai pazienti, sia per il monitoraggio, sia per l'interazione sociale o anche per compiti come la somministrazione di farmaci.

7. Database e cartelle cliniche elettroniche:
L'uso di cartelle cliniche elettroniche consente un migliore coordinamento tra i diversi operatori sanitari, garantendo un'assistenza più coerente ed efficiente.

L'integrazione della tecnologia nell'assistenza ai pazienti con Alzheimer sta aprendo nuove porte, sia in termini di efficienza dell'assistenza che di qualità di vita per i pazienti. Tuttavia, è essenziale garantire che queste innovazioni siano utilizzate con giudizio, integrando gli approcci tradizionali e sempre nell'interesse del paziente.

# Strumenti di sorveglianza e sicurezza

Quando si assiste un paziente con la malattia di Alzheimer, la sicurezza è una delle principali preoccupazioni. Con il progredire della malattia, i pazienti possono essere inclini a comportamenti imprevedibili, disorientamento e persino a fuggire. La tecnologia moderna offre una serie di strumenti che, se utilizzati correttamente, possono garantire una maggiore sicurezza per questi pazienti, preservando la loro dignità.

1. Dispositivi di geolocalizzazione:

   **Orologi GPS**: questi orologi discreti e facili da indossare tracciano la posizione del paziente in tempo reale. Possono anche essere programmati per inviare avvisi se il paziente si allontana da un'area definita.

   **Solette GPS**: per i pazienti che altrimenti non sarebbero in grado di rimuovere l'orologio, si possono inserire nelle loro scarpe delle solette dotate di GPS.

2. Allarmi e sensori di movimento:

   **Sensori di porta**: emettono un allarme se una porta è aperta, particolarmente utile per evitare che le persone escano di notte.

   **Rilevatori di movimento**: possono essere utilizzati per monitorare aree specifiche, come l'ingresso di una casa o una stanza.

3. Telecamere di sorveglianza:

   Posizionati in modo strategico, consentono agli assistenti di monitorare determinate stanze a distanza, garantendo la sicurezza del paziente e offrendo al contempo un certo grado di autonomia.

   Le applicazioni mobili sono spesso disponibili per il monitoraggio in tempo reale.

4. Dispositivi di comunicazione:

   **Interfono**: consente la comunicazione tra stanze diverse, ideale per rassicurare un paziente o intervenire rapidamente.

   **Orologi comunicanti**: Oltre alla geolocalizzazione, alcuni orologi consentono di comunicare direttamente con chi li indossa.

5. Sistemi di allarme medico:

   **Pulsanti di emergenza**: indossati al collo o al polso, questi pulsanti, quando vengono attivati, inviano un allarme a un centro di controllo o a un parente.

6. Applicazioni mobili dedicate:

Esistono numerose app progettate specificamente per aiutare gli assistenti a monitorare i pazienti di Alzheimer, che includono funzioni come i promemoria per i farmaci, la geolocalizzazione e la comunicazione diretta.

7. Dispositivi di blocco dei farmaci e di sicurezza domestica:

Le scatole dei medicinali con serratura impediscono le overdose accidentali.

Le protezioni per i piani di cottura o altri elettrodomestici pericolosi prevengono gli incidenti in casa.

Pur sfruttando i vantaggi di questi strumenti di monitoraggio e sicurezza, è essenziale rispettare la privacy e la dignità del paziente. L'uso di questi dispositivi deve avvenire con consenso e trasparenza, assicurando che il paziente e la sua famiglia siano informati e a proprio agio con le misure messe in atto.

## La tecnologia come mezzo comunicazione e impegno

Gli sviluppi tecnologici hanno trasformato il modo in cui comunichiamo e interagiamo. Per i pazienti di Alzheimer, queste innovazioni possono offrire nuovi modi di comunicare, oltre a rivitalizzare il loro impegno con il mondo circostante, nonostante gli ostacoli posti dalla malattia.

1. Compresse e applicazioni specifiche:
I tablet, con la loro interfaccia intuitiva, sono strumenti preziosi. Le applicazioni dedicate consentono ai pazienti di partecipare a giochi di memoria, di esprimere le proprie

emozioni o semplicemente di comunicare con i propri cari tramite videochiamate.

## 2. Realtà virtuale e aumentata:
Queste tecnologie immersive possono essere utilizzate per riportare i pazienti in ambienti familiari, aiutarli a rivivere i ricordi o anche per terapie di rilassamento. Offrono un'esperienza multisensoriale che può essere adattata alle esigenze specifiche del paziente.

## 3. Piattaforme musicali e video:
La musica ha il potere di scatenare ricordi ed emozioni. Grazie a piattaforme come Spotify e YouTube, è possibile creare playlist personalizzate che ricordano ai pazienti momenti preziosi della loro vita.

## 4. Videogiochi adattati:
Alcuni videogiochi sono stati progettati appositamente per le persone con demenza, stimolando la loro cognizione e offrendo loro momenti di divertimento.

## 5. Robot sociali:
Robot come Paro, la foca interattiva, e Pepper sono stati progettati per interagire socialmente con i pazienti, fornendo loro una fonte di compagnia e interazione.

## 6. Orologi e braccialetti comunicanti:
Oltre al semplice monitoraggio, alcuni di questi dispositivi consentono un'interazione bidirezionale, permettendo al paziente di trasmettere un messaggio o esprimere un'esigenza.

## 7. Forum e comunità online:
Per i familiari e gli amici, questi spazi offrono l'opportunità di condividere, imparare e trovare sostegno. A volte i pazienti stessi, soprattutto nelle prime fasi della malattia, possono trarre beneficio da questi scambi.

Abbattendo le tradizionali barriere comunicative, la tecnologia sta aprendo strade promettenti per coinvolgere i pazienti di Alzheimer. Tuttavia, è essenziale adattare questi strumenti alle esigenze individuali di ciascun paziente e integrarli in un approccio olistico all'assistenza. Sempre in prima linea, dobbiamo anche garantire che queste innovazioni tecnologiche siano accessibili a tutti, in modo che ogni paziente possa beneficiare dei progressi in questo campo.

# Capitolo 15

# LA RICERCA
# E
# IL SUO IMPATTO
# SULLA PRATICA
# INFERMIERISTICA

# Anticipi attuali nella ricerca sull'Alzheimer

La malattia di Alzheimer è complessa e multifattoriale ed è oggetto di un'intensa ricerca a livello mondiale. Negli ultimi anni, sono stati compiuti importanti progressi nel chiarire alcuni meccanismi della malattia e nell'aprire nuove strade terapeutiche. Ecco una panoramica dei principali progressi e tendenze dell'attuale ricerca sull'Alzheimer.

1. Identificazione dei biomarcatori:
I progressi nell'imaging medico e nella biologia molecolare hanno permesso di identificare biomarcatori specifici, come le proteine Tau e beta-amiloide, presenti in quantità anomale nel cervello dei pazienti. Questi biomarcatori offrono nuovi strumenti per la diagnosi precoce e il monitoraggio della malattia.

2. Terapie geniche:
Specifiche mutazioni genetiche sono associate a un maggior rischio di sviluppare la malattia di Alzheimer. La terapia genica mira a correggere o sostituire questi geni difettosi, offrendo un approccio innovativo al trattamento.

3. Ruolo del microbiota intestinale:
Studi recenti suggeriscono un legame tra il microbiota intestinale e lo sviluppo della malattia di Alzheimer. Le interazioni tra alcuni tipi di batteri intestinali e il cervello potrebbero svolgere un ruolo nella patogenesi della malattia.

4. Vaccini e immunoterapie:
Ci sono iniziative per sviluppare vaccini mirati alle proteine anomale associate all'Alzheimer. L'immunoterapia mira a utilizzare il sistema immunitario dell'organismo per combattere o prevenire la malattia.

5. Neuroplasticità e neurogenesi:
La ricerca ha evidenziato il potenziale del cervello di rigenerarsi e creare nuove connessioni. Stimolare questa capacità potrebbe essere un modo promettente per rallentare o invertire i sintomi dell'Alzheimer.

6. Il ruolo dell'infiammazione:
L'infiammazione cronica del cervello è ora riconosciuta come un fattore chiave nella progressione della malattia. I farmaci antinfiammatori sono quindi in fase di studio come potenziali trattamenti.

7. Terapie non farmacologiche:
Oltre ai farmaci, l'impatto della dieta, dell'esercizio fisico e degli interventi psicosociali è sempre più studiato per il loro potenziale di prevenire o rallentare la progressione della malattia.

Sebbene la malattia di Alzheimer rimanga una sfida importante per la ricerca medica, i recenti progressi offrono un barlume di speranza. L'attuale approccio multidisciplinare, che combina genetica, biologia, neuroscienze e persino microbiologia, suggerisce che presto potrebbero essere disponibili soluzioni più efficaci per prevenire, diagnosticare e trattare l'Alzheimer.

## Come la ricerca influenza gestione clinica

La ricerca medica in costante evoluzione svolge un ruolo fondamentale nel modo in cui le malattie vengono comprese, diagnosticate e trattate. Nel caso della malattia di Alzheimer, i progressi della ricerca hanno influenzato direttamente la gestione clinica. Ecco un'esplorazione della simbiosi tra ricerca e clinica.

1. Diagnosi precoce:
I progressi nella ricerca sui biomarcatori e nell'imaging medico hanno permesso una diagnosi più precoce e accurata della malattia di Alzheimer. Ciò significa che i pazienti possono beneficiare di un trattamento e di un'assistenza più rapidi, rallentando potenzialmente la progressione della malattia.

2. Trattamenti mirati:
La ricerca approfondita sui meccanismi molecolari e genetici della malattia ha portato allo sviluppo di farmaci e approcci terapeutici specificamente mirati. Sebbene alcuni di questi trattamenti siano ancora in fase di valutazione, promettono una maggiore efficacia con minori effetti collaterali.

3. Approcci personalizzati:
L'era della medicina personalizzata è alle porte. La comprensione della variabilità genetica e dei profili individuali può guidare i medici verso trattamenti su misura che ottimizzano i risultati per ogni paziente.

4. Interventi non farmacologici:
La ricerca sugli interventi non farmacologici, come la stimolazione cognitiva e la musicoterapia, ha dimostrato la loro efficacia. Questi metodi sono ora incorporati di routine nei piani di cura, offrendo un approccio olistico al trattamento.

5. Prevenzione e consapevolezza:
Gli studi epidemiologici e la ricerca sui fattori di rischio hanno contribuito a una migliore comprensione delle misure preventive. I medici sono ora meglio attrezzati per consigliare ai pazienti e alle loro famiglie i cambiamenti dello stile di vita che possono ridurre il rischio di sviluppare la malattia.

6. Collaborazione interdisciplinare:
La complessità dell'Alzheimer richiede un approccio interdisciplinare. La ricerca ha evidenziato l'importanza della collaborazione tra neurologi, psicologi, fisioterapisti, terapisti occupazionali e altri specialisti per fornire un'assistenza completa.

7. Formazione e istruzione dei professionisti:
I risultati della ricerca vengono incorporati nei programmi di formazione per gli operatori sanitari, assicurando che l'assistenza ai pazienti sia all'avanguardia delle conoscenze attuali.

La ricerca sulla malattia di Alzheimer è un motore fondamentale per il miglioramento continuo dell'assistenza clinica. Ogni nuova scoperta, che riguardi la biologia fondamentale o gli interventi terapeutici, arricchisce la gamma di strumenti a disposizione dei medici per fornire la migliore assistenza possibile ai pazienti. A loro volta, le osservazioni cliniche spesso ispirano nuovi percorsi di ricerca, creando un circolo virtuoso di innovazione e progresso.

## Impegnarsi come infermiere nella ricerca clinica

Gli infermieri svolgono un ruolo essenziale nel settore medico, non solo nell'assistenza diretta ai pazienti, ma anche come anello cruciale nel processo di ricerca clinica. La loro conoscenza pratica dell'assistenza al paziente e la loro vicinanza ai pazienti li rendono ideali per influenzare e condurre la ricerca. Ecco un'esplorazione del coinvolgimento dell'infermiere nella ricerca clinica.

1. Il ruolo dell'infermiera di ricerca:
Gli infermieri possono svolgere diversi ruoli nella ricerca, tra cui quelli di raccoglitori di dati, coordinatori di studi clinici o addirittura investigatori principali, che progettano e conducono gli studi.

2. Formazione e competenze richieste:
Il coinvolgimento nella ricerca clinica richiede spesso una formazione supplementare. I corsi di metodologia della ricerca, bioetica e statistica possono essere particolarmente utili. Alcuni infermieri proseguono con un master o un dottorato per approfondire le loro capacità di ricerca.

3. Sviluppare domande di ricerca pertinenti:
Grazie alla loro esperienza clinica quotidiana, gli infermieri sono nella posizione ideale per identificare le lacune nelle conoscenze o nelle pratiche attuali. Formulare queste domande può essere il primo passo verso uno studio clinico.

4. Raccolta dei dati:
Gli infermieri sono spesso in prima linea quando si tratta di raccogliere dati, sia attraverso osservazioni cliniche, che prelevando campioni o intervistando i pazienti. Questa vicinanza al campo è essenziale per ottenere dati affidabili e pertinenti.

5. Etica e consenso:
Gli infermieri svolgono un ruolo centrale nell'ottenere il consenso informato dei pazienti che partecipano a uno studio. Si assicurano che il paziente comprenda la ricerca, i suoi rischi e i suoi potenziali benefici.

6. Collaborazione interdisciplinare:
Essere coinvolti nella ricerca significa spesso lavorare a stretto contatto con medici, farmacisti, statistici e altri professionisti della salute.

7. Diffusione dei risultati:
Gli infermieri coinvolti nella ricerca possono anche partecipare alla stesura di articoli, presentare il loro lavoro alle conferenze o prendere parte a workshop di formazione per i loro colleghi.

8. Impatto sulla pratica clinica:
In definitiva, l'obiettivo della ricerca clinica è quello di migliorare l'assistenza al paziente. Traducendo i risultati della ricerca nella pratica clinica, gli infermieri svolgono un ruolo decisivo nel miglioramento continuo dell'assistenza.

Il coinvolgimento degli infermieri nella ricerca clinica arricchisce il settore dell'assistenza sanitaria. La loro prospettiva unica, unita a una formazione approfondita, può portare a scoperte che influenzano direttamente la qualità dell'assistenza e il benessere dei pazienti. Ogni infermiere, che sia alle prime armi o esperto, ha il potenziale per dare un contributo significativo alla ricerca e, in ultima analisi, alla salute e alla qualità di vita dei pazienti che serve.

# Capitolo 16

# FORMAZIONE CONTINUA E SPECIALIZZAZIONE

# Corsi di formazione post-base per infermieri

Dopo la laurea in infermieristica, ci sono molte opportunità di formazione post-base a disposizione dei professionisti che desiderano specializzarsi, approfondire determinate competenze o sviluppare la propria carriera. Ecco una panoramica dei corsi di formazione post-base per infermieri.

1. Formazione specializzata:
Ci sono diverse specializzazioni disponibili per gli infermieri, che consentono loro di acquisire competenze in un campo specifico.

- **Infermiere anestesista (IADE):** questa formazione consente agli infermieri di specializzarsi in anestesia, terapia intensiva ed emergenze mediche.
- **Infermiere di sala operatoria (IBODE):** specializzazione in ambito chirurgico, incentrata sull'assistenza al chirurgo e sulla cura del paziente in sala operatoria.
- **Infermiera di nido**: si occupa dell'assistenza ai bambini, dai neonati agli adolescenti.
- **Infermiere di salute professionale**: questa specialità forma gli infermieri nella prevenzione dei rischi professionali e nella promozione della salute sul posto di lavoro.

2. Master in infermieristica:
Si tratta di un corso accademico che fornisce agli infermieri competenze nella ricerca, nella gestione dei progetti e nella leadership nel settore sanitario.

3. Gestione e leadership:
Sono disponibili corsi di formazione per coloro che desiderano progredire verso posizioni come dirigente infermieristico, direttore dell'assistenza o team leader.

4. Corsi brevi di formazione continua:
L'obiettivo di questi corsi è quello di migliorare le competenze specifiche, come la gestione del dolore, le cure palliative, il trattamento delle ferite e delle cicatrici, la gerontologia, ecc.

5. Formazione in psicoterapia:
Per gli infermieri che desiderano specializzarsi nella salute mentale, può essere rilevante la formazione in psicoterapia, consulenza o tecniche specifiche (come la terapia cognitivo-comportamentale).

6. Diplomi universitari (DU) e diplomi interuniversitari (DIU):
Le università offrono molti corsi DU e DIU in vari campi come l'oncologia, la diabetologia, la salute pubblica, l'etica medica, ecc.

7. Formazione all'estero:
Gli infermieri possono anche optare per una formazione post-base all'estero per acquisire nuove competenze o un approccio diverso all'assistenza.

Il mondo dell'assistenza sanitaria è in costante evoluzione e la formazione continua è un elemento chiave per rimanere aggiornati e fornire la migliore assistenza possibile. I corsi di formazione post-base offrono agli infermieri l'opportunità di specializzarsi, di sviluppare la propria carriera e di soddisfare le esigenze in continua evoluzione della popolazione.

# Il valore della certificazione
# in geriatria e demenza

La geriatria, una scienza dedicata all'assistenza medica degli anziani, e la demenza, un disturbo neurocognitivo multiforme, sono aree di importanza cruciale nell'attuale contesto di invecchiamento della popolazione. La certificazione in geriatria e demenza ha quindi un valore considerevole, sia per gli operatori sanitari che per la società nel suo complesso. Ecco una panoramica di questo valore.

1. Riconoscimento professionale:
L'ottenimento di una certificazione testimonia una competenza specifica. Può distinguere un professionista in un ambiente competitivo e aprire le porte a opportunità di lavoro specializzate.

2. Aggiornamento delle competenze:
La demenza e la geriatria sono campi in costante evoluzione. La certificazione garantisce che il professionista sia aggiornato sulle pratiche, i trattamenti e le ricerche più recenti.

3. Garanzia di qualità:
Per i pazienti, le loro famiglie e i datori di lavoro, la certificazione è una garanzia che l'infermiere o il medico ha una formazione e delle competenze specializzate, assicurando una migliore qualità dell'assistenza.

4. Rispondere a esigenze specifiche:
Gli anziani e le persone affette da demenza hanno esigenze uniche. La formazione specializzata consente un approccio olistico, che tiene conto degli aspetti medici, sociali ed emotivi.

5. Migliori risultati per i pazienti:
I professionisti certificati sono spesso più efficaci nel prevenire le complicanze comuni negli anziani e possono offrire strategie di intervento più appropriate per le persone con demenza.

6. Sviluppare la collaborazione interprofessionale:
I professionisti certificati in geriatria e demenza sono spesso visti come risorse all'interno delle loro strutture. Possono facilitare il lavoro di squadra, fornire formazione e contribuire allo sviluppo di politiche assistenziali.

7. Sviluppo professionale:
La specializzazione può dare grandi soddisfazioni professionali. Di fronte a sfide complesse, gli assistenti certificati spesso trovano un significato profondo nel loro lavoro, aiutando una popolazione vulnerabile.

8. Posizionamento per la leadership:
Con la certificazione, gli operatori sanitari possono posizionarsi come leader nel loro settore, influenzando le decisioni, le politiche e la ricerca.

In una società in cui la prevalenza di malattie legate all'età, in particolare la demenza, è in aumento, la certificazione in geriatria e demenza è più importante che mai. Non solo rappresenta un passo avanti per il singolo professionista, ma rafforza anche la capacità complessiva del sistema sanitario di rispondere alle esigenze di una popolazione che invecchia con competenza, compassione ed efficienza.

# Si tenga aggiornato sulle pratiche e le raccomandazioni più recenti.

Nel settore medico e sanitario, non si può sottovalutare l'importanza di tenersi aggiornati sulle ultime ricerche, pratiche e raccomandazioni. La medicina è in continua evoluzione, con progressi tecnologici, scoperte scientifiche e nuovi protocolli. Ecco alcuni modi e motivi per tenersi aggiornati.

1. Perché è essenziale:
   - **Qualità dell'assistenza**: offrire la migliore assistenza possibile significa conoscere e applicare i metodi più recenti ed efficaci.
   - **Sicurezza del paziente**: tenersi aggiornati sulle ultime raccomandazioni può prevenire errori medici e complicazioni.
   - **Evoluzione della professione**: con l'emergere di nuove malattie e condizioni, nonché di nuovi trattamenti, la professione medica è in costante evoluzione.
   - **Riconoscimento professionale**: i professionisti che sono aggiornati nel loro campo sono più rispettati dai loro colleghi e in genere hanno maggiori opportunità professionali.

2. Come rimanere aggiornati:
   - **Leggere le riviste scientifiche**: le riviste mediche sottoposte a revisione paritaria sono fonti affidabili delle ultime ricerche e raccomandazioni.
   - **Conferenze e seminari**: questi incontri offrono conferenze sugli ultimi progressi e offrono l'opportunità di fare rete con gli esperti del settore.
   - **Formazione continua**: Molti enti e associazioni professionali offrono una formazione continua per aiutare i professionisti a rafforzare e aggiornare le loro competenze.

- **Gruppi di discussione e forum specialistici**: i forum medici online e i gruppi di discussione possono essere piattaforme eccellenti per lo scambio di informazioni ed esperienze.
- **Reti professionali**: l'interazione regolare con colleghi ed esperti può fornire nuove prospettive e aggiornamenti sulla pratica corrente.
- **Applicazioni e piattaforme digitali**: molte applicazioni mediche forniscono aggiornamenti regolari su linee guida, farmaci e protocolli.
- **Libri e manuali**: Anche se la letteratura può diventare rapidamente obsoleta in alcune specialità, rimane una risorsa preziosa per approfondire le conoscenze.

3. Superare gli ostacoli:

- **Mancanza di tempo**: è fondamentale mettere da parte regolarmente del tempo da dedicare all'aggiornamento professionale, anche se questo significa sacrificare altre attività.
- **Sovraccarico di informazioni**: data la mole di informazioni disponibili, è essenziale sviluppare una strategia per filtrare ciò che è più rilevante e affidabile.
- **Costi**: partecipare a conferenze o acquistare abbonamenti può essere costoso, ma lo consideri come un investimento nella sua carriera. Molte associazioni offrono tariffe ridotte o sovvenzioni per la formazione continua.

Tenersi aggiornati sulle ultime pratiche e raccomandazioni non è solo un obbligo professionale, ma un dovere nei confronti dei pazienti. In un mondo in costante evoluzione, tenersi aggiornati assicura che il livello di assistenza fornito sia il migliore possibile, a beneficio sia del professionista sanitario che dei suoi assistiti.

# Capitolo 17

# FARMACOLOGIA E MALATTIA DI ALZHEIMER

# I farmaci comunemente prescritti e la loro modalità d'azione

Il morbo di Alzheimer è una malattia neurodegenerativa per la quale attualmente non esiste una cura. Tuttavia, sono stati sviluppati alcuni farmaci per trattare i sintomi cognitivi e comportamentali associati alla malattia. Sebbene questi farmaci non possano arrestare la progressione della malattia, possono aiutare a migliorare la qualità di vita dei pazienti e a rallentare il deterioramento di alcune funzioni cognitive.

1. Inibitori della colinesterasi:

    **Donepezil (Aricept)**: Viene utilizzato per trattare i sintomi da lievi a moderati della malattia di Alzheimer. Agisce aumentando i livelli di un neurotrasmettitore chiamato acetilcolina, che si riduce nelle persone con la malattia di Alzheimer.

    **Rivastigmina (Exelon)**: Viene utilizzata anche per trattare i sintomi da lievi a moderati. Funziona come il Donepezil.

    **Galantamina (Reminyl)**: Questo farmaco viene prescritto per le forme lievi e moderate della malattia. Agisce aumentando i livelli di acetilcolina nel cervello.

2. Antagonista del recettore NMDA:

    **Memantina (Ebixa, Namenda): è un** trattamento per i sintomi da moderati a gravi della malattia di Alzheimer. Invece di colpire l'acetilcolina, agisce regolando l'attività del glutammato, un altro neurotrasmettitore. Quando viene prodotto in eccesso, il glutammato può portare alla morte delle cellule cerebrali.

3. Farmaci per trattare i sintomi non cognitivi:

    **Antipsicotici**: possono essere utilizzati per trattare sintomi come aggressività, agitazione o allucinazioni. Ne sono un esempio il risperidone (Risperdal), l'olanzapina (Zyprexa) e la quetiapina (Seroquel). Tuttavia, questi farmaci possono avere effetti collaterali significativi, soprattutto negli anziani.

- **Antidepressivi**: possono essere prescritti per trattare i sintomi depressivi spesso associati alla malattia di Alzheimer. Alcuni esempi sono la sertralina (Zoloft) o il citalopram (Celexa).
- **Ansiolitici**: usati per trattare l'ansia, possono essere prescritti farmaci come il lorazepam (Ativan) e il diazepam (Valium), anche se devono essere usati con cautela a causa del rischio di effetti collaterali.

È fondamentale notare che la risposta a questi farmaci può variare da paziente a paziente. Inoltre, tutti questi farmaci possono avere effetti collaterali, alcuni dei quali possono essere gravi. Ecco perché è essenziale un controllo medico regolare quando si assumono questi farmaci. Le decisioni sui farmaci devono essere prese in consultazione con un medico specializzato nel trattamento della demenza o della malattia di Alzheimer.

## Gestire gli effetti collaterali

Il trattamento dei pazienti con la malattia di Alzheimer non si limita alla gestione dei sintomi cognitivi. Spesso, i farmaci prescritti possono avere effetti collaterali. Per gli infermieri, è fondamentale essere consapevoli di questi effetti, riconoscerli rapidamente e intervenire di conseguenza, educando la famiglia e il paziente stesso.

1. Identificazione degli effetti collaterali:
Innanzitutto, è fondamentale conoscere gli effetti collaterali comuni associati a ciascun farmaco. Questi possono variare da una leggera nausea a reazioni più gravi.

2. Monitoraggio regolare:

    **Osservazione clinica**: monitorare i cambiamenti nel comportamento, lo stato di coscienza, la mobilità, l'alimentazione, la deglutizione e altre funzioni vitali.

    **Fare domande**: chiedere regolarmente ai pazienti come si sentono, anche se la comunicazione può essere limitata.

3. Gestione proattiva:

    **Nausea e vomito**: questi sintomi possono essere comuni, soprattutto con gli inibitori della colinesterasi. L'assunzione del farmaco con il cibo può essere d'aiuto. Se il problema persiste, potrebbe essere necessario rivedere il dosaggio o cambiare il farmaco.

    **Diarrea o costipazione**: una dieta equilibrata, ricca di fibre e un'adeguata idratazione possono aiutare a prevenire questi sintomi. Se necessario, si possono prendere in considerazione lassativi leggeri.

    **Stanchezza o debolezza**: Può essere utile modificare l'orario di assunzione dei farmaci, ad esempio prenderli la sera.

4. Gestione degli effetti collaterali neuropsichiatrici:

Alcuni farmaci, in particolare gli antipsicotici, possono causare sintomi come agitazione, insonnia o addirittura allucinazioni. In questi casi, è essenziale rivalutare la necessità del farmaco. A volte, può essere necessario un aggiustamento della dose o un cambio di farmaco.

5. Educazione familiare:

Le famiglie devono essere informate sui potenziali effetti collaterali, su come riconoscerli e su cosa fare se li notano. Una comunicazione aperta è essenziale.

6. Lavorare con il team medico:
Collabori strettamente con il medico, il farmacista e gli altri membri dell'équipe medica. Possono fornire consigli, modificare i dosaggi o consigliare alternative.

7. Considerazioni etiche:
È fondamentale mettere sempre al primo posto gli interessi del paziente. Se un farmaco provoca più danni che benefici, la sua utilità deve essere rivalutata.

La gestione degli effetti collaterali richiede vigilanza, pazienza e comunicazione efficace. L'infermiere, in quanto pilastro centrale dell'assistenza al paziente, svolge un ruolo cruciale nel garantire che i farmaci migliorino la qualità della vita senza causare ulteriori danni.

# Nuovi brani e trattamenti sperimentali

Il mondo medico è in continua evoluzione e la malattia di Alzheimer non fa eccezione. I ricercatori di tutto il mondo stanno lavorando duramente per scoprire nuovi trattamenti e alcuni di questi sviluppi sperimentali offrono un barlume di speranza per il futuro. Per un operatore sanitario, è essenziale rimanere informato ed essere aperto all'integrazione di nuovi metodi o farmaci nel piano di cura.

1. Terapie geniche:
L'idea è di utilizzare vettori per introdurre o modulare l'espressione di geni specifici che potrebbero avere un ruolo nella progressione della malattia. Anche se ancora agli inizi, i progressi nella terapia genica potrebbero aprire nuove porte nella lotta contro l'Alzheimer.

2. Immunoterapia:
L'obiettivo di questi trattamenti è stimolare il sistema immunitario a colpire le proteine beta-amiloidi, considerate

all'origine delle placche caratteristiche della malattia. Gli anticorpi monoclonali sono in prima linea in questa ricerca.

3. Trattamento a base di peptidi:
Alcuni ricercatori stanno lavorando su peptidi progettati per inibire la formazione di placche di beta-amiloide o per favorirne la disgregazione.

4. Stimolazione elettromagnetica:
L'idea è di utilizzare i campi elettromagnetici per stimolare alcune parti del cervello, nella speranza di migliorare la funzione cognitiva e rallentare la progressione della malattia.

5. Approccio multimodale:
Invece di colpire un singolo aspetto della malattia, questo metodo combina diversi interventi per affrontare i diversi meccanismi coinvolti nella malattia di Alzheimer.

6. Modulazione del microbioma:
La ricerca ha dimostrato una connessione tra la salute dell'intestino e il cervello, portando gli scienziati ad esplorare come l'alterazione del microbioma intestinale potrebbe influenzare la malattia di Alzheimer.

7. Terapie con cellule staminali:
Utilizzando le cellule staminali per sostituire i neuroni danneggiati o morenti, potrebbe essere possibile ripristinare alcune funzioni cognitive.

8. Medicinali riutilizzati:
Farmaci inizialmente sviluppati per altre patologie sono in fase di studio per il loro potenziale di trattamento dell'Alzheimer. Ad esempio, alcuni farmaci antidiabetici vengono esaminati per i loro effetti neuroprotettivi.

È fondamentale capire che molti di questi trattamenti sono ancora in fase sperimentale e ci vorrà del tempo prima che diventino ampiamente utilizzati, se mai lo saranno. Tuttavia, rappresentano l'innovazione e la determinazione della comunità scientifica nel cercare risposte a una delle domande più pressanti della medicina moderna. Per gli infermieri, tenersi aggiornati su questi progressi non solo aiuta a migliorare l'assistenza, ma porta anche speranza e incoraggiamento ai pazienti e alle loro famiglie.

# Capitolo 18

# SPIRITUALITÀ
# E
# ASSISTENZA

# L'importanza della spiritualità nei pazienti con Alzheimer

La spiritualità è spesso un aspetto essenziale della vita umana, che influenza la comprensione di noi stessi, del nostro posto nell'universo e del nostro rapporto con gli altri. Per le persone con la malattia di Alzheimer, la spiritualità può svolgere un ruolo fondamentale nel loro benessere generale, nella qualità della vita e nella capacità di affrontare la loro condizione.

1. Ancoraggio e identità:
Nonostante le perdite cognitive e i cambiamenti di personalità che possono verificarsi con la malattia di Alzheimer, la spiritualità spesso rimane una parte intatta dell'identità di una persona. Rituali, preghiere o canzoni familiari possono ricordare a una persona chi è e da dove viene, fornendo un senso di continuità e di connessione con il passato.

2. Comfort e pace:
La spiritualità può offrire un immenso conforto, soprattutto nei momenti di confusione o di angoscia. I rituali spirituali, la preghiera o la meditazione possono portare un senso di pace, ordine e serenità di fronte alle sfide della malattia.

3. Rafforzare i legami con la comunità:
La partecipazione ad attività spirituali o religiose può aiutare i pazienti a mantenere i legami sociali, sia all'interno di una congregazione, di un gruppo di preghiera o di altri gruppi comunitari. Questi legami possono ridurre i sentimenti di isolamento e rafforzare il senso di appartenenza.

4. Espressione emotiva:
La spiritualità offre spesso uno spazio in cui le emozioni, anche quelle difficili da esprimere, possono essere

riconosciute e convalidate. Sentimenti come il dolore, la frustrazione, la rabbia o la speranza possono essere incanalati attraverso la preghiera, la meditazione o altre pratiche spirituali.

5. Prospettiva sulla malattia:
Alcune tradizioni spirituali o religiose possono offrire una prospettiva sulla sofferenza, la malattia o il declino, aiutando le persone e le loro famiglie a trovare un significato o uno scopo nella loro esperienza.

6. Supporto per gli assistenti:
La spiritualità sostiene non solo il paziente, ma anche la sua famiglia e chi lo assiste. Può offrire risorse per gestire lo stress, la tristezza e il burnout, e può essere una parte cruciale del processo di lutto.

7. Prepararsi alla fine della vita:
La spiritualità può aiutare ad affrontare le questioni legate alla morte, all'aldilà e ad altre preoccupazioni esistenziali. Può guidare le persone e le loro famiglie nelle fasi di fine vita, fornendo un quadro di riferimento per comprendere e accettare la morte.

Per gli infermieri che lavorano con i pazienti affetti da Alzheimer, riconoscere e rispettare la spiritualità di ogni individuo è essenziale. Ciò significa ascoltare attivamente, fare domande sulle esigenze e le preferenze spirituali e incorporarle nel piano di assistenza. Dare spazio alla spiritualità può arricchire l'esperienza del paziente e sostenere una qualità di vita più profonda, anche in mezzo alle sfide della malattia di Alzheimer.

# Integrare l'assistenza spirituale in pratica

Integrare la dimensione spirituale nell'assistenza infermieristica, in particolare per i pazienti con Alzheimer, significa abbracciare la totalità dell'esperienza umana. La spiritualità, che sia legata a una tradizione religiosa o che assuma una forma più universale, va al cuore di ciò che significa essere umani. Per molti, è la fonte di forza, conforto e significato, soprattutto di fronte a sfide come la malattia.

1. Valutazione spirituale:
Uno dei primi passi per integrare l'assistenza spirituale è condurre una valutazione spirituale. Ciò può comportare domande sulle credenze, le pratiche, i rituali e le esigenze spirituali del paziente. Tale valutazione consente di adattare l'assistenza alle esigenze spirituali del paziente.

2. Creare uno spazio sacro:
Anche in un ambiente medico, creare un piccolo spazio dedicato alla preghiera, alla meditazione o ad altre pratiche spirituali può essere utile. Può essere semplice come un angolo di una stanza con alcuni oggetti spirituali, come un'immagine sacra, un rosario o una candela.

3. Incoraggiare la pratica spirituale:
Se il paziente ha una pratica regolare, come la preghiera o la meditazione, è importante sostenerlo e permettergli di accedervi. Ciò può comportare la definizione di un programma di preghiera o la facilitazione dell'accesso a risorse come i testi sacri.

4. Lavorare con cappellani o guide spirituali:
Una collaborazione con il servizio di cappellania dell'ospedale o con guide spirituali esterne può aiutare a soddisfare le complesse esigenze spirituali dei pazienti.

Questi professionisti possono offrire supporto, rituali e cerimonie su misura per la situazione del paziente.

5. Ascolto attivo ed empatico:
L'ascolto è uno degli strumenti più potenti dell'assistenza spirituale. I pazienti hanno spesso bisogno di parlare delle loro paure, speranze e convinzioni. Un ascolto empatico e non giudicante può offrire grande conforto.

6. Formazione continua:
È essenziale che gli infermieri imparino regolarmente a conoscere le diverse tradizioni spirituali e religiose, in modo da potersi avvicinare ai pazienti con rispetto e comprensione.

7. Cura di sé e introspezione:
Gli stessi infermieri possono trarre beneficio dall'integrazione della spiritualità nella propria vita. Connettersi con la propria spiritualità può aiutare a gestire lo stress, evitare il burnout e fornire un'assistenza più empatica.

Affrontare le esigenze spirituali è un aspetto essenziale dell'assistenza olistica. Per i pazienti con Alzheimer, la cui identità e memoria possono essere in declino, i rituali e le credenze spirituali possono fornire un'ancora, un senso di continuità e di connessione. Come infermieri, il nostro ruolo è quello di riconoscere, onorare e sostenere questa dimensione dell'esperienza umana, arricchendo la nostra pratica e la vita dei nostri pazienti.

## Rispetto per le credenze e le usanze

I pazienti con la malattia di Alzheimer, pur dovendo affrontare sfide cognitive, conservano una profonda identità radicata nelle loro esperienze di vita, nei loro valori e nelle loro convinzioni. Gli infermieri hanno la responsabilità non solo di fornire assistenza medica, ma anche di riconoscere e rispettare le credenze e le abitudini che formano il tessuto della vita del paziente. Ecco come questa sensibilità arricchisce l'assistenza clinica.

1. Importanza delle credenze e delle abitudini:
La spiritualità e le usanze culturali forniscono significato, struttura e continuità a molte persone. Questi elementi giocano spesso un ruolo chiave nella loro comprensione della salute, della malattia e della guarigione. Riconoscere la loro importanza è essenziale per un'assistenza completa e rispettosa.

2. Valutazione iniziale delle credenze e delle abitudini:
Non appena i pazienti vengono ricoverati, è fondamentale raccogliere informazioni sulle loro credenze e pratiche religiose o culturali. Questo assicura che l'assistenza sia in linea con questi aspetti essenziali della loro identità.

3. Inclusione nel piano di assistenza:
Una volta identificate le credenze e le abitudini, è necessario incorporarle nel piano di assistenza. Ciò può comportare l'elaborazione di una dieta speciale, la considerazione dei giorni sacri o la predisposizione di uno spazio per la preghiera.

4. Lavorare con le famiglie:
Le famiglie svolgono un ruolo centrale nel mantenere e trasmettere credenze e usanze. Stabilendo un dialogo aperto con loro, gli infermieri possono comprendere meglio e rispondere alle esigenze specifiche del paziente.

5. Flessibilità e adattamento:
È essenziale affrontare l'assistenza con un atteggiamento flessibile, pronto ad adattarsi alle esigenze culturali e spirituali del paziente. Ciò potrebbe significare spostare gli orari di somministrazione dei farmaci durante il Ramadan o

consentire rituali di guarigione tradizionali in concomitanza con il trattamento medico.

## 6. Istruzione e formazione:
È fondamentale che gli infermieri ricevano una formazione continua sul rispetto delle diverse credenze e usanze. Comprendere e rispettare la diversità culturale e religiosa crea fiducia e migliora la qualità dell'assistenza.

## 7. Riflessione personale:
Gli infermieri devono anche essere consapevoli delle proprie convinzioni e dei propri pregiudizi. Un'introspezione regolare e un impegno nello sviluppo professionale possono aiutare a fornire un'assistenza non giudicante.

Il rispetto per le credenze e le usanze non è solo un'aggiunta all'assistenza infermieristica, ma è una dimensione fondamentale. I pazienti, in tutta la loro diversità, meritano un'assistenza che riconosca e onori la loro individualità. Concentrandosi sul rispetto e sulla comprensione, gli infermieri possono rafforzare il legame di fiducia con i pazienti e le famiglie, fornendo un'assistenza veramente olistica e incentrata sulla persona.

# Capitolo 19

# DIVERSITÀ CULTURALE IN UN'UNITÀ ALZHEIMER

# Comprendere l'influenza culturale sulla percezione della malattia

La cultura modella profondamente il modo in cui percepiamo il mondo che ci circonda, compresa la comprensione e l'esperienza della salute e della malattia. Per un infermiere che lavora in un'unità di Alzheimer, la comprensione di queste sfumature culturali è essenziale per fornire un'assistenza personalizzata ed empatica.

1. Credenze culturali e malattia di Alzheimer:
Ogni cultura ha le proprie credenze sull'origine e la causa delle malattie. In alcune culture, la demenza può essere vista come una conseguenza naturale dell'invecchiamento, mentre in altre può essere interpretata come una maledizione o il risultato di azioni passate. Queste credenze influenzano profondamente il modo in cui le persone e le loro famiglie percepiscono e reagiscono a una diagnosi.

2. Il ruolo degli assistenti nelle diverse culture:
In alcune tradizioni, ci si aspetta che la famiglia si assuma gran parte delle responsabilità di assistenza. Questa aspettativa può essere in contrasto con altre culture, dove il ricorso a cure esterne è la norma. Comprendere queste dinamiche aiuta l'infermiere a gestire le interazioni con le famiglie e a sostenere le loro decisioni.

3. Comunicazione e stigmatizzazione:
La malattia di Alzheimer e altre forme di demenza possono essere stigmatizzate in alcune culture, portando le famiglie a non parlarne o a nascondere la diagnosi. Questo stigma può influenzare la rapidità con cui vengono richieste le cure e l'integrazione del paziente nella comunità.

4. Rituali, routine e abitudini:
I rituali quotidiani, le routine di preghiera e altre usanze culturali possono avere una profonda influenza sul benessere dei pazienti. Rispettare e incorporare queste pratiche nel piano di cura può aiutare a calmare e guidare i pazienti, preservando il senso di identità.

5. Approcci alternativi e complementari:
Alcune culture possono privilegiare i rimedi tradizionali o gli approcci olistici per gestire i sintomi delle malattie. Sebbene questi metodi non sostituiscano il trattamento medico, possono offrire ai pazienti conforto e familiarità.

6. Importanza della formazione culturale:
Gli assistenti devono essere formati alla competenza culturale, un approccio che valorizza la diversità, incoraggia la riflessione personale e promuove l'apprendimento continuo sulle diverse prospettive culturali.

La cultura, in tutta la sua ricchezza e complessità, gioca un ruolo centrale nel modo in cui comprendiamo e affrontiamo la malattia di Alzheimer. Avvicinandosi a ciascun paziente e alla sua famiglia con una mente aperta, ponendo domande e cercando di capire, gli infermieri possono superare le barriere culturali e fornire un'assistenza veramente personalizzata e premurosa.

## Adattare l'assistenza in base al background culturale

Affrontare la malattia di Alzheimer non richiede solo competenze mediche, ma anche la sensibilità con cui un professionista sanitario si avvicina e interagisce con il paziente. Ciò diventa ancora più rilevante se consideriamo il ricco tessuto di diversità culturale che costituisce la nostra società. Adattare l'assistenza al background culturale è un approccio che riconosce e rispetta questa diversità, assicurando che ogni paziente sia trattato con dignità e comprensione.

1. Ascoltare per capire:
Piuttosto che applicare un approccio unico, è fondamentale ascoltare attivamente i pazienti e le loro famiglie per capire i loro valori, le loro convinzioni e le loro aspettative. Questo ascolto attivo serve come guida per personalizzare il piano di assistenza.

2. Riconoscimento delle usanze e dei rituali:
Che si tratti di un rituale quotidiano, di una routine di preghiera o di pasti tradizionali, queste usanze possono avere un significato profondo per il paziente. Incorporare questi rituali nell'assistenza quotidiana può fornire un senso di normalità e di conforto.

3. Lavorare con la famiglia:
La famiglia svolge spesso un ruolo centrale nell'assistenza al paziente, soprattutto nelle culture in cui l'assistenza agli anziani è molto apprezzata. Lavorare a stretto contatto con la famiglia, rispettando i suoi desideri e le sue preferenze, può migliorare la qualità dell'assistenza.

4. Rispetto delle credenze mediche tradizionali:
Alcune culture possono privilegiare rimedi tradizionali o approcci alternativi. Sebbene questi metodi debbano essere valutati in termini di sicurezza ed efficacia, mostrare rispetto e apertura verso queste pratiche rafforza la fiducia tra curante e paziente.

5. Barriere linguistiche:
La lingua può essere una barriera importante per l'assistenza. L'uso di interpreti o di strumenti tecnologici per facilitare la comunicazione può migliorare notevolmente la qualità dell'assistenza ed evitare malintesi.

6. Formazione sulla competenza culturale:
È fondamentale che gli infermieri ricevano una formazione continua sulla competenza culturale, che li aiuti a comprendere le sfumature specifiche di ogni cultura e ad adattare la loro assistenza di conseguenza.

7. Sensibilità ai tabù culturali:
Alcune culture possono avere tabù specifici relativi al contatto fisico, al pudore o ad altri aspetti dell'assistenza. Essere consapevoli e rispettosi di queste sensibilità può evitare di offendere il paziente o la sua famiglia.

Adattare l'assistenza ai contesti culturali non è semplicemente una questione di cortesia o di convenienza. Si tratta di un approccio profondamente radicato nel rispetto della dignità umana, riconoscendo che ogni individuo è portatore di una storia, di una cultura e di un'identità che meritano di essere onorate. Enfatizzando l'individualità e la personalizzazione, gli assistenti possono offrire un'assistenza veramente olistica, in cui il paziente è sempre al centro del processo di cura.

# Comunicare in modo efficace al di là delle barriere linguistiche

Nel panorama medico odierno, gli operatori sanitari si trovano spesso ad affrontare sfide comunicative che sono esacerbate dalle barriere linguistiche. La malattia di Alzheimer, con la sua presa sulla memoria e sulla cognizione, amplifica ulteriormente queste sfide. Per gli infermieri che lavorano nelle unità di Alzheimer, navigare abilmente tra queste barriere linguistiche è essenziale per garantire un'assistenza efficace ed empatica.

1. L'importanza della comunicazione non verbale:
Quando le parole vengono meno o non possono essere comprese, subentra il linguaggio del corpo. Un sorriso rassicurante, un tocco gentile o un semplice gesto di ascolto possono trasmettere un messaggio di comprensione e sostegno. Queste sfumature non verbali possono spesso fungere da ponte tra l'infermiere e il paziente quando il linguaggio è una barriera.

2. Utilizzo di interpreti professionisti:
I servizi di interpretariato, sia di persona che per telefono o tramite app, possono essere preziosi. Un interprete professionista non è solo un traduttore di parole, ma anche un traduttore di contesto culturale, che garantisce la conservazione di sfumature e sottigliezze.

3. Strumenti tecnologici:
Oggi esiste un'ampia gamma di applicazioni e strumenti che possono facilitare la traduzione in tempo reale. Sebbene questi strumenti non sostituiscano completamente un interprete umano, possono essere di grande aiuto durante le interazioni rapide o quando non ci sono interpreti disponibili.

4. Pittogrammi e immagini:
Le immagini o i pittogrammi possono essere utilizzati per illustrare azioni, esigenze o sentimenti. Questi strumenti visivi possono colmare il divario linguistico, soprattutto nelle situazioni in cui è fondamentale capire le esigenze immediate del paziente.

5. Formazione e sensibilizzazione:
Per gli infermieri, la formazione sulle tecniche di comunicazione interculturale e sulle strategie per superare le barriere linguistiche è fondamentale. Questa formazione li prepara a essere più competenti e sicuri nelle loro interazioni con i pazienti provenienti da contesti linguistici diversi.

6. Incoraggiare l'apprendimento delle lingue:
Favorire un ambiente in cui gli infermieri siano incoraggiati a imparare frasi chiave in diverse lingue può rafforzare la comunicazione. Anche un semplice saluto o una parola di ringraziamento nella lingua madre del paziente può creare un senso di appartenenza e di rispetto.

7. Documentazione appropriata:
Le informazioni scritte, che si tratti di istruzioni mediche, fogli informativi o direttive, devono essere disponibili in diverse lingue, per soddisfare le esigenze di una gamma diversificata di pazienti.

Le barriere linguistiche, pur essendo impegnative, non devono essere ostacoli insormontabili nell'assistenza medica. Con le giuste risorse, la giusta formazione e una dose di creatività ed empatia, gli infermieri possono garantire una comunicazione efficace, aumentando la fiducia e il benessere dei pazienti. In definitiva, il desiderio di connettersi e di capire trascende le parole e si basa sull'umanità condivisa tra curante e paziente.

# Capitolo 20

# TERAPIE ALTERNATIVE E COMPLEMENTARI

# Aromaterapia, agopressione
# e altri metodi non tradizionali

Nel corso dei secoli, l'umanità ha costantemente cercato modi per guarire, lenire e confortare. Al di là dei confini della medicina convenzionale, molte terapie alternative sono emerse e sono state integrate nella pratica clinica per offrire un approccio olistico alla cura. Nel contesto della malattia di Alzheimer, l'aromaterapia, la digitopressione e altre tecniche non tradizionali stanno emergendo come strade promettenti per migliorare la qualità di vita dei pazienti.

## 1. Aromaterapia: l'influenza dei profumi sulla mente
L'aromaterapia utilizza oli essenziali estratti dalle piante per stimolare il benessere. Nei pazienti con Alzheimer, alcuni oli, come la lavanda o il rosmarino, hanno dimostrato di avere effetti calmanti o stimolanti della memoria. Se diffusi o massaggiati, questi oli possono aiutare a ridurre l'ansia, a migliorare il sonno e persino a stimolare alcuni ricordi.

## 2. Agopressione: pressione ben posizionata
Derivata dall'agopuntura, la digitopressione è una tecnica che utilizza la pressione delle dita su punti specifici del corpo per equilibrare le energie. Può aiutare a ridurre l'irrequietezza, migliorare il sonno e ridurre il dolore. Il vantaggio principale è che non richiede l'uso di aghi, il che la rende più accettabile per alcuni pazienti.

## 3. Riflessologia
La riflessologia, che spesso si concentra sui piedi, postula che diversi punti corrispondano ad altre parti o funzioni del nostro corpo. Una pressione delicata e mirata su questi punti può offrire relax e sollievo da alcuni disturbi, aiutando a calmare i pazienti di Alzheimer agitati.

## 4. Terapia del suono

Sia che utilizzi ciotole tibetane, diapason o altri strumenti, la terapia del suono mira ad armonizzare il corpo e la mente. Per i pazienti affetti da Alzheimer, questi suoni possono innescare ricordi, ridurre l'ansia o semplicemente offrire un momento di evasione.

## 5. Cromoterapia

Questa terapia utilizza i colori per influenzare l'umore e le emozioni. Alcuni colori, come il blu o il verde, possono avere un effetto calmante, mentre altri, come il giallo o il rosso, possono stimolare ed energizzare.

Sebbene queste tecniche non pretendano di curare la malattia di Alzheimer, possono offrire momenti di tregua, relax e una migliore qualità di vita. È essenziale che gli assistenti siano formati a queste pratiche, le comprendano e le integrino con giudizio nel percorso di cura, sempre rispettando le preferenze e la sicurezza del paziente. In combinazione con i trattamenti convenzionali, questi metodi non tradizionali aprono la strada a un'assistenza olistica, ricca e diversificata.

# Valutazione dell'efficacia e dei limiti

Ogni paziente con Alzheimer è unico, con sintomi, storia e risposta al trattamento che variano notevolmente. Sebbene le tecniche non tradizionali come l'aromaterapia o la digitopressione mostrino benefici in alcuni casi, è indispensabile valutarle rigorosamente per comprendere meglio il loro potenziale e i loro limiti.

## 1. Valutazione sistematica

L'importanza della documentazione non può essere sottovalutata. Prima di introdurre una terapia alternativa, è fondamentale stabilire una linea di base dei sintomi, dei comportamenti e del benessere generale del paziente. Poi, qualsiasi cambiamento, positivo o negativo, deve essere registrato regolarmente e coscienziosamente per fornire una chiara panoramica dell'efficacia della tecnica.

## 2. Studi e sperimentazioni cliniche
La valutazione non deve limitarsi all'osservazione aneddotica. L'introduzione di tecniche non convenzionali nella pratica clinica deve basarsi su studi solidi, prove cliniche o meta-analisi che ne attestino l'efficacia.

## 3. I benefici osservati
Molti pazienti e le loro famiglie riferiscono un netto miglioramento della qualità di vita con alcune di queste tecniche. Che si tratti di una riduzione dell'ansia, di un miglioramento del sonno o di un aumento dei momenti di lucidità, questi momenti preziosi possono contribuire notevolmente al benessere generale.

## 4. Limiti e precauzioni
È altrettanto importante riconoscere che non tutti questi metodi funzioneranno per ogni paziente. Inoltre, alcuni possono interferire con i trattamenti farmacologici o essere controindicati a causa di condizioni specifiche. Per esempio, alcuni oli essenziali possono essere troppo forti per i pazienti con pelle sensibile, e la digitopressione può essere sconsigliata a chi ha problemi circolatori.

## 5. L'importanza di una formazione adeguata
Uno dei rischi principali dell'incorporazione di tecniche non tradizionali è l'attuazione non corretta. Gli assistenti devono essere adeguatamente formati e comprendere sia la teoria che la pratica, al fine di fornire queste terapie in modo sicuro.

Mentre la medicina tradizionale continua ad evolversi nella comprensione e nella gestione della malattia di Alzheimer, l'apertura alle modalità complementari offre una gamma più ampia di strumenti per migliorare la qualità di vita dei pazienti. Tuttavia, come per qualsiasi intervento, una valutazione rigorosa della loro efficacia e dei loro limiti è essenziale per garantire un'assistenza sicura, rispettosa e realmente benefica.

# Integrazione nel piano di assistenza

La gestione della malattia di Alzheimer richiede un approccio olistico, che comprenda sia gli interventi medici tradizionali che, ove appropriato, le modalità complementari. Integrare queste diverse strategie in un piano di cura strutturato è fondamentale per garantire un approccio coerente, personalizzato e incentrato sul paziente.

1. Valutazione iniziale del paziente
Prima di elaborare un piano di assistenza, è essenziale effettuare una valutazione completa del paziente. Questa valutazione deve riguardare non solo lo stadio della malattia e i sintomi, ma anche le preferenze del paziente, la sua storia medica, il suo background culturale e spirituale e le esigenze e i desideri della famiglia.

2. Definizione degli obiettivi del piano di assistenza
Gli obiettivi devono essere chiari, misurabili e personalizzati per ogni paziente. Per esempio, se un paziente ha un'ansia significativa, un obiettivo potrebbe essere quello di ridurre questi episodi attraverso l'aromaterapia o le sessioni di rilassamento.

3. Selezione degli interventi appropriati
Una volta stabiliti gli obiettivi, il passo successivo è determinare quali interventi saranno più vantaggiosi. Se il paziente ha mostrato interesse per la musica in passato, la

musicoterapia potrebbe essere integrata come mezzo di stimolazione cognitiva.

4. Coordinamento con il team di cura
Tutti i membri dell'équipe di cura, dai medici agli assistenti, devono essere informati del piano di cura e comprendere il loro ruolo nell'attuazione dello stesso. Questo coordinamento assicura che il paziente riceva un'assistenza coerente, indipendentemente da chi è coinvolto.

5. Valutazione e aggiustamenti continui
Un piano di assistenza non è mai statico. Deve essere regolarmente rivisto e modificato in base al progresso della malattia, alle risposte agli interventi e a qualsiasi cambiamento nelle preferenze o nelle esigenze del paziente.

6. Coinvolgimento della famiglia
La famiglia svolge un ruolo cruciale nella gestione della malattia di Alzheimer. Il loro coinvolgimento può variare, dalla semplice informazione alla partecipazione attiva a determinati interventi, come le sessioni di arteterapia o le passeggiate quotidiane.

Integrare diverse modalità di trattamento in un piano di assistenza per un paziente con la malattia di Alzheimer può sembrare complesso. Tuttavia, con un'attenta valutazione, una pianificazione dettagliata e una comunicazione efficace all'interno dell'équipe di cura, è possibile creare un ambiente ricco di interventi su misura e vantaggiosi per il paziente. Solo con questo approccio integrato è possibile soddisfare veramente le esigenze complesse di questi pazienti e delle loro famiglie.

# Capitolo 21

# SESSUALITÀ NEI PAZIENTI CON ALZHEIMER

# Le esigenze e le sfide della sessualità

La sessualità, sebbene spesso trascurata nelle discussioni sull'assistenza ai pazienti con malattia di Alzheimer, rimane una componente essenziale dell'identità umana e del benessere. Le esigenze e le sfide associate alla sessualità nel contesto della malattia di Alzheimer sono complesse e richiedono un approccio sensibile, rispettoso e comprensivo.

1. Riconoscere la validità dei bisogni sessuali
Anche quando la malattia progredisce, molti pazienti mantengono esigenze e desideri sessuali. È essenziale che il personale sanitario riconosca che questi sentimenti sono naturali e validi, assicurandosi che il paziente sia in grado di dare un consenso informato.

2. Difficoltà di comunicazione
Una delle sfide principali è il graduale declino della capacità del paziente di comunicare i propri desideri, limiti e necessità. Ciò richiede una particolare attenzione da parte di chi assiste il paziente per interpretare i comportamenti non verbali e garantire il suo benessere.

3. Comportamento sessuale inappropriato
Alcuni pazienti possono sviluppare un comportamento sessuale inappropriato come risultato di una riduzione della capacità di giudizio e delle inibizioni. In questi casi, è fondamentale affrontare la situazione con compassione, cercando di capire la causa sottostante del comportamento e mettendo in atto strategie per gestirlo.

4. Il ruolo della famiglia e degli amici
I coniugi e i partner dei pazienti possono provare sentimenti contraddittori, oscillando tra il desiderio di mantenere l'intimità con la persona amata e il dolore per la perdita graduale della persona che conoscevano. Il

supporto psicologico è essenziale per aiutarli a navigare in questa zona delicata.

5. Domande di consenso
Il declino cognitivo associato alla malattia di Alzheimer solleva preoccupazioni significative sul consenso nel contesto dei rapporti sessuali. La formazione del personale e linee guida chiare sulla valutazione della capacità di consenso sono essenziali.

6. Approcci terapeutici
Per alcuni pazienti, possono essere utili terapie specifiche, come la terapia di coppia o la terapia sessuale. Questi interventi possono aiutare a trattare i problemi sessuali che sorgono nel contesto della malattia.

La sessualità nel contesto della malattia di Alzheimer presenta molte sfide, ma è intrinsecamente legata alla dignità, all'identità e al benessere del paziente. Un'assistenza appropriata, rispettosa e ben informata può consentire ai pazienti e ai loro partner di vivere la sessualità in modo sicuro e soddisfacente.

# Gestire comportamento sessuale inappropriato

L'emergere di comportamenti sessuali inappropriati nei pazienti con Alzheimer può essere una fonte di grande preoccupazione per gli assistenti, le famiglie e gli altri pazienti. Questo tema, sebbene delicato, è un aspetto dell'assistenza che gli assistenti devono affrontare con sensibilità, professionalità ed empatia.

1. Comprendere le origini del comportamento
Un comportamento sessuale inappropriato può essere il risultato di una serie di fattori, tra cui :

- Perdita di inibizioni dovuta al deterioramento dei lobi frontali.
- Interpretazione errata dei segnali sociali o confusione tra le persone.
- Esigenze non soddisfatte, come il bisogno di contatto fisico o di affetto.

## 2. Prevenzione e ambiente sicuro

- Si assicuri che le aree comuni siano sorvegliate e che i pazienti abbiano uno spazio privato per le loro esigenze personali.
- Incoraggia le attività strutturate che riducono la noia e la frustrazione, che possono portare a comportamenti inappropriati.
- Fornire una formazione specifica al personale per anticipare e gestire questi comportamenti.

## 3. Interventi non conflittuali

Quando si verifica un comportamento inappropriato:

- Dirottare l'attenzione del paziente su un'altra attività.
- Risponda con calma e delicatezza, evitando di esprimere rabbia o frustrazione.
- Spieghi i limiti appropriati in modo semplice e chiaro.

## 4. Comunicazione con le famiglie

È essenziale coinvolgere la famiglia nel processo di gestione. Informarli dell'insorgere di questi comportamenti e rassicurarli sulle misure adottate per affrontarli. Questa trasparenza crea fiducia tra il team sanitario e la famiglia del paziente.

## 5. Rivalutazione medica

- Consulti il suo medico di famiglia per determinare se ci sono cause mediche sottostanti, come un'infezione del tratto urinario, che possono contribuire a questo comportamento.
- Rivedere i farmaci attuali per assicurarsi che non stiano aggravando il problema.

6. Supporto e formazione del personale

Il personale deve essere addestrato a riconoscere e a rispondere a comportamenti sessuali inappropriati. Le sessioni di debriefing e i gruppi di sostegno possono aiutare il personale a gestire lo stress e le emozioni associate a queste situazioni.

Anche se impegnativo, il comportamento sessuale inappropriato può essere gestito con successo attraverso una combinazione di approcci preventivi, interventi su misura e comunicazione aperta. Il rispetto della dignità del paziente, pur garantendo la sicurezza di tutti, deve essere sempre al centro delle nostre preoccupazioni.

# Educazione e consapevolezza
## Il team di assistenza

Nell'ambiente complesso ed esigente di un'unità di Alzheimer, la formazione continua e la sensibilizzazione del team di assistenza sono essenziali. Più che la semplice trasmissione di competenze tecniche, questo comporta lo sviluppo di una comprensione più profonda delle sfide specifiche della malattia, il rafforzamento dell'empatia e l'affinamento delle tecniche di intervento.

1. Comprendere la malattia di Alzheimer

   **Base biologica**: comprendere i meccanismi neurologici sottostanti, le aree del cervello interessate e i sintomi associati.

   **Impatto psicosociale**: riconoscere come la malattia influisce sulle relazioni, sull'autostima e sul benessere del paziente.

2. Tecniche di approccio centrato sulla persona

   Enfasi sulla dignità, le preferenze e le esigenze individuali del paziente.

Si ricordi che, dietro la malattia, c'è una persona con una storia, dei gusti e delle preferenze e una propria identità.

3. Comunicazione efficace con i pazienti

Impari a usare un linguaggio semplice, chiaro e ripetitivo.

Conoscere le tecniche per coinvolgere, rassicurare e disinnescare le situazioni di tensione.

4. Identificare e gestire i comportamenti difficili

Comprendere i fattori scatenanti e i segnali di allarme comuni.

Tecniche di intervento non farmacologico per gestire l'agitazione, l'aggressività e la depressione, tra le altre cose.

5. Collaborazione interdisciplinare

Valorizzare il ruolo di ogni membro del team, dai medici agli assistenti.

Tecniche di comunicazione interprofessionale per un'assistenza coerente e coordinata.

6. Importanza della salute emotiva del team

Riconoscere i segnali del burnout e i metodi di prevenzione.

Promuovere la buona volontà e il sostegno reciproco.

7. Ulteriore formazione

Tenersi aggiornati sui progressi della ricerca, dei trattamenti e delle migliori pratiche.

Incoraggiare la partecipazione a workshop, conferenze e corsi di formazione specialistica.

8. Interazione con le famiglie

Tecniche per comunicare efficacemente con i familiari, gestire le loro aspettative e coinvolgerli nell'assistenza.

L'educazione e la consapevolezza non sono semplici formalità: sono il fondamento di un'assistenza di alta qualità, rispettosa ed efficace. Investendo nella formazione continua e nella sensibilizzazione, le strutture possono garantire che ogni paziente riceva un'assistenza adeguata, mentre il team di cura viene sostenuto e valorizzato nel suo ruolo essenziale.

# Capitolo 22

# ATTIVITÀ TERAPEUTICHE E RICREATIVE

# L'importanza dell'impegno sociale e stimolazione

Il coinvolgimento e la stimolazione sociale sono due elementi essenziali nella cura dei pazienti affetti dalla malattia di Alzheimer. Sebbene questa malattia possa spesso sembrare che isoli le persone dal loro ambiente, questi due approcci mirano a rompere questa solitudine e a mantenere il più possibile la qualità di vita del paziente. Vediamo più da vicino la loro importanza e i loro benefici.

La natura sociale degli esseri umani
L'uomo è, per natura, un essere sociale. Le nostre esperienze, i ricordi e le relazioni sono le pietre miliari della nostra identità. Per i pazienti di Alzheimer, questi legami possono svanire, ma il bisogno fondamentale di connessione rimane. L'impegno sociale offre l'opportunità di riaccendere questi legami, stimolare i ricordi e rafforzare il senso di appartenenza.

I benefici della stimolazione cognitiva
La stimolazione, sia essa cognitiva, sensoriale o fisica, è come una ginnastica per il cervello.
Ha l'effetto di :

- **Rallentare la progressione dei sintomi**: sebbene non esista una cura per la malattia, una stimolazione regolare può aiutare a preservare più a lungo alcune funzioni cognitive.
- **Aumentare l'autostima**: partecipare ad attività stimolanti e completare determinati compiti, anche se semplici, può dare un senso di realizzazione.

Le attività sociali come vettore di benessere
Attività come i gruppi di discussione, il canto, i giochi da tavolo o le uscite di gruppo possono avere molti benefici:

- **Riduzione del senso di isolamento**: sentirsi parte di una comunità o di un gruppo può ridurre i sentimenti di solitudine e isolamento.
- **Stimolazione emotiva**: le emozioni positive generate dall'interazione sociale possono avere un impatto positivo sul benessere generale.

Il valore inestimabile della routine
Le routine familiari, combinate con una stimolazione regolare, possono fornire un senso di normalità e prevedibilità ai pazienti, che spesso possono sentirsi disorientati e ansiosi.

L'impegno sociale e la stimolazione non sono semplici distrazioni, ma sono essenziali per la qualità di vita dei pazienti con Alzheimer. In un mondo che a volte può sembrare confuso e disorientante, questi momenti di connessione e attivazione possono fornire un senso di scopo, gioia e appartenenza. Ricordano a questi pazienti, e a coloro che li circondano, che dietro la malattia c'è ancora una persona con esigenze, desideri e capacità di sentire e impegnarsi.

# Esempi di attività adattate nelle diverse fasi della malattia

L'adattamento delle attività con il progredire della malattia di Alzheimer è fondamentale per garantire il benessere, il comfort e il coinvolgimento dei pazienti. La scelta delle attività deve tenere conto della fase della malattia, delle preferenze individuali e delle capacità residue del paziente. Vediamo alcuni esempi di attività per ogni fase.

## 1. Fase iniziale:

In questa fase, le persone con la malattia di Alzheimer sono spesso ancora indipendenti in molte attività della vita quotidiana. Le attività mirano principalmente a stimolare la loro mente e a mantenere le abilità esistenti.

- **Lettura**: incoraggiare la lettura di giornali, riviste e romanzi.
- **Giochi da tavolo**: scacchi, scarabeo, giochi di carte.
- **Attività artigianali**: pittura, lavoro a maglia, giardinaggio.
- **Ascoltare la musica e ballare**: scegliere le canzoni che piacciono.
- **Attività intellettuali**: cruciverba, sudoku, puzzle.

## 2. Fase moderata:

In questa fase, la malattia progredisce e compaiono deficit cognitivi più marcati. Le attività sono semplificate, ma offrono ancora un senso di appagamento.

- **Cucina semplice**: preparare biscotti, decorare torte.
- **Guardare le foto**: sfogliare gli album fotografici, ricordare.
- **Cantare**: Canta canzoni tradizionali o filastrocche.
- **Esercizio fisico adattato**: passeggiate, tai chi, yoga dolce.
- **Attività sensoriali**: giardinaggio leggero, manipolazione di oggetti strutturati.

## 3. Fase avanzata:

In questa fase, la comunicazione verbale è spesso limitata e le esigenze sensoriali diventano fondamentali. Le attività mirano principalmente a fornire conforto, a calmare e a creare un senso di sicurezza.

- **Touch therapy**: massaggi delicati con lozioni profumate.
- **Musicoterapia**: ascoltare melodie rilassanti o familiari.

- **Arteterapia**: pittura con le dita, modellazione con la creta da modellare.
- **Terapia dell'acqua**: bagni caldi rilassanti o semplici giochi d'acqua.
- **Stimolazione della luce**: guardi le luci soffuse o i proiettori di stelle.

Ogni persona con la malattia di Alzheimer è unica e le sue preferenze e capacità variano. È importante osservare e ascoltare attentamente le reazioni del paziente, adattare le attività di conseguenza e affrontare sempre ogni attività con pazienza, empatia e rispetto. La chiave è trovare modi per mantenere un legame, stimolare il cervello e il corpo e offrire momenti di gioia, pace e conforto in ogni fase di questa malattia.

# Integrazione dei volontari e delle famiglie

Oltre agli operatori sanitari, l'impegno delle famiglie e dei volontari gioca un ruolo decisivo nel sostenere le persone con la malattia di Alzheimer. Il loro coinvolgimento può non solo migliorare la qualità di vita del paziente, ma anche alleggerire il carico di lavoro degli operatori sanitari. Tuttavia, questa integrazione richiede un approccio ben coordinato, basato su formazione, comunicazione e rispetto reciproco.

1. Il ruolo dei volontari:
- **Servizi complementari**: i volontari possono offrire servizi complementari a quelli dei professionisti, come attività ricreative, lettura o semplice compagnia.
- **Formazione**: affinché i volontari siano efficaci, è fondamentale che siano formati sulle specificità della malattia di Alzheimer, sulle tecniche di comunicazione e sui limiti del loro ruolo.

**Coordinamento**: I volontari devono lavorare a stretto contatto con il team di assistenza, condividendo osservazioni e preoccupazioni e ricevendo consigli e supporto.

2. Impegno familiare:

**Assistenza personalizzata**: i familiari hanno una conoscenza intima della persona, delle sue preferenze e della sua storia. Possono aiutare a personalizzare l'assistenza e le attività, rendendo l'esperienza più significativa per il paziente.

**Sostegno emotivo**: la presenza di persone care può rassicurare e calmare i pazienti, rafforzando il loro senso di sicurezza e di appartenenza.

**La comunicazione**: Gli scambi regolari tra l'équipe medica e le famiglie sono essenziali per condividere le informazioni, allineare le aspettative e collaborare al processo decisionale.

3. Stabilire i protocolli:

**Orientamento**: sia i volontari che le famiglie devono ricevere una guida sul funzionamento dell'unità, sulle regole da seguire e su come interagire in modo appropriato con i pazienti e il personale.

**Feedback**: è utile organizzare incontri regolari per raccogliere feedback, condividere i progressi e discutere le sfide.

**Limiti**: sebbene apprezziamo l'impegno dei volontari e delle famiglie, è fondamentale definire chiaramente i loro limiti per evitare qualsiasi confusione o sconfinamento nei ruoli professionali.

Coinvolgere i volontari e le famiglie nell'assistenza ai pazienti di Alzheimer è un lavoro di squadra che richiede coordinamento, rispetto e comunicazione. Se ben gestita, questa collaborazione può aggiungere un valore immenso, arricchendo la vita dei pazienti e sostenendo l'incredibile lavoro degli operatori sanitari.

# Capitolo 23

# QUESTIONI ECONOMICHE ASSISTENZA PER L'ALZHEIMER

# Il costo dell'assistenza:
## una prospettiva globale

A causa della sua complessità, durata e impatto, la malattia di Alzheimer rappresenta una sfida finanziaria non solo per le famiglie dei pazienti, ma anche per i sistemi sanitari pubblici e privati. Comprendere il costo complessivo dell'assistenza è essenziale per anticipare, pianificare e allocare le risorse in modo efficace.

1. Costi diretti:
   - **Servizi medici: si tratta** di spese sostenute per consultazioni mediche, ricoveri ospedalieri, trattamenti farmacologici, terapie specialistiche e altri servizi sanitari.
   - **Assistenza a casa e in istituto**: L'assunzione di assistenti domiciliari o l'assistenza in una casa di riposo specializzata possono rappresentare un costo significativo.
   - **Apparecchiature mediche**: dalle apparecchiature di monitoraggio alle lenzuola adattate, questi costi possono accumularsi rapidamente.
2. Costi indiretti:
   - **Perdita di reddito**: le famiglie possono essere costrette a ridurre l'orario di lavoro o addirittura a lasciare il lavoro per assistere una persona cara con la malattia di Alzheimer.
   - **Costi sociali**: lo stress, la depressione e l'esaurimento dei caregiver possono comportare costi aggiuntivi in termini di salute mentale e benessere per le famiglie.
3. Costo per la società:
   - **Sistemi sanitari**: i frequenti ricoveri ospedalieri, le visite specialistiche e i trattamenti a lungo termine stanno mettendo sotto pressione le finanze pubbliche.

**Produttività economica**: la riduzione delle ore di lavoro degli assistenti, così come il potenziale ritiro anticipato dei pazienti dal mercato del lavoro, possono avere un impatto economico.

4. Strategie di mitigazione:

**Assicurazione e copertura**: le polizze assicurative specializzate possono aiutare a coprire alcuni costi, ma è essenziale comprendere i termini e i limiti.

**Pianificazione finanziaria precoce**: consultare un pianificatore finanziario ai primi segni della malattia può aiutare a stabilire una strategia per gestire i costi futuri.

**Sostegno governativo**: Scopra il sostegno e le indennità disponibili per i malati di Alzheimer e le loro famiglie.

**Iniziative comunitarie**: alcuni programmi comunitari o ONG offrono servizi a basso costo o gratuiti, come gruppi di sostegno, workshop e attività adattate.

Non si può negare che il costo dell'assistenza per l'Alzheimer sia notevole, ma con una comprensione approfondita, una pianificazione tempestiva e l'accesso alle risorse appropriate, le famiglie possono navigare in questo panorama finanziario con maggiore fiducia e tranquillità.

# Finanziamento e copertura medica

L'assistenza per la malattia di Alzheimer va ben oltre il semplice trattamento medico. Comporta un approccio completo, che prende in considerazione l'aspetto clinico, il benessere del paziente, il sostegno della famiglia e, inevitabilmente, gli aspetti finanziari. Comprendere i diversi meccanismi di finanziamento e le opzioni di copertura medica è fondamentale per garantire un'assistenza ottimale al paziente, preservando le risorse della famiglia.

1. Il panorama dell'assicurazione sanitaria:

- **Assicurazione pubblica**: in molti Paesi, i sistemi sanitari pubblici offrono una certa copertura per i pazienti affetti da Alzheimer. È fondamentale informarsi sui criteri di idoneità, sulle prestazioni coperte e sugli eventuali massimali di rimborso.

- **Assicurazione privata**: a seconda della polizza, alcuni tipi di assicurazione possono coprire una parte significativa dei costi. Tuttavia, le clausole e le esclusioni variano. È fondamentale comprendere la propria polizza assicurativa e prendere in considerazione polizze assicurative aggiuntive specifiche per l'assistenza a lungo termine o le malattie degenerative.

2. Aiuti e sussidi governativi:

- **Programmi nazionali**: alcuni Paesi hanno programmi dedicati per aiutare finanziariamente i malati di Alzheimer e le loro famiglie, sotto forma di aiuti diretti, esenzioni fiscali o altre misure di sostegno.

- **Iniziative locali**: le sovvenzioni o i finanziamenti possono essere disponibili anche a livello locale, attraverso i consigli comunali o gli enti regionali.

3. Costi nascosti:

- **Farmaci non rimborsati**: non tutti i farmaci sono coperti dall'assicurazione. È fondamentale informarsi in anticipo e prendere in considerazione alternative o programmi di assistenza medica.

- **Cure non convenzionali**: terapie come la musicoterapia o l'arteterapia possono essere utili, ma non sempre vengono rimborsate. Vale la pena di esplorare le iniziative comunitarie o le ONG che possono offrire questi servizi a costo ridotto o gratuitamente.

4. Pianificazione a lungo termine:

- **Fondi di dotazione**: La creazione di un fondo di dotazione o di un risparmio dedicato può aiutare a coprire i costi futuri e a garantire la continuità delle cure.

**Consulenza finanziaria**: consultare un esperto finanziario, in particolare uno specializzato in assistenza medica o a lungo termine, può aiutarla a orientarsi nel complesso panorama finanziario dell'assistenza all'Alzheimer.

5. Ricerca e advocacy:

**Si tenga aggiornato**: le politiche governative, i programmi di assistenza e le opzioni assicurative sono in continua evoluzione. È essenziale tenersi aggiornati sugli ultimi sviluppi per massimizzare la copertura e i finanziamenti disponibili.

**Coinvolgimento della comunità**: il coinvolgimento in associazioni o gruppi di difesa può non solo fornire supporto, ma anche influenzare positivamente le politiche e i programmi di finanziamento.

Il finanziamento e la copertura medica delle cure per l'Alzheimer richiedono una visione olistica, che comprenda non solo le esigenze immediate del paziente, ma anche le implicazioni a lungo termine per le famiglie. Un approccio proattivo, informato e pianificato può facilitare tutto questo, garantendo la migliore qualità di vita possibile per il paziente e preservando la salute finanziaria della famiglia.

# Valore economico
# L'infermiera specializzata

Grazie alla loro formazione approfondita e alle loro competenze avanzate, gli infermieri specializzati sono una parte essenziale del panorama medico. Oltre al loro ruolo clinico, gli infermieri specializzati hanno un valore economico spesso sottovalutato, sia per le strutture sanitarie che per il sistema sanitario nel suo complesso.

Analizziamo le molte sfaccettature di questo valore economico.

1. Ridurre i costi ospedalieri:

**Meno riammissioni**: grazie all'assistenza specializzata e all'approccio centrato sul paziente, l'infermiere specializzato può contribuire a ridurre il numero di riammissioni, il che rappresenta un risparmio significativo per gli ospedali.

**Ottimizzazione delle risorse**: grazie alla loro esperienza, sono spesso in grado di gestire casi complessi in modo efficiente, riducendo al minimo le degenze ospedaliere e l'utilizzo di risorse costose.

2. Migliorare l'efficacia dell'assistenza:

**Processo decisionale informato**: L'infermiere specializzato è spesso coinvolto in comitati etici, gruppi di riflessione o consigli di amministrazione, contribuendo a decisioni più strategiche ed economicamente vantaggiose.

**Formazione e tutoraggio**: formando gli altri membri del personale infermieristico, contribuiscono a migliorare le competenze complessive del team, con il risultato di un'assistenza più efficace e di una riduzione dei costosi errori medici.

3. Migliorare il valore dell'assistenza ambulatoriale:

**Assistenza domiciliare**: con l'evoluzione delle esigenze sanitarie, sempre più servizi vengono offerti al di fuori dell'ambiente ospedaliero. L'infermiere specializzato svolge un ruolo centrale nel fornire un'assistenza domiciliare di alta qualità, riducendo così i costi associati alle lunghe degenze ospedaliere.

4. Ricerca e innovazione:

**Partecipazione alla ricerca clinica**: gli infermieri specializzati sono spesso in prima linea negli studi clinici, contribuendo allo sviluppo delle migliori pratiche, che possono portare a risparmi a lungo termine.

**Introduzione di tecnologie innovative**: grazie alla loro formazione avanzata, sono spesso i primi ad adottare e formare altri professionisti su nuove tecnologie o tecniche, ottimizzando l'assistenza e riducendo i costi.

5. Soddisfazione del paziente:

**Qualità dell'assistenza**: l'assistenza fornita da infermieri specializzati è spesso sinonimo di qualità superiore, che aumenta la soddisfazione del paziente e può avere implicazioni economiche positive, soprattutto in termini di fidelizzazione del paziente e di passaparola positivo.

6. Collegamento con altri professionisti della salute:

**Coordinamento dell'assistenza**: l'infermiere specializzato spesso funge da ponte tra diversi specialisti, assicurando che il paziente riceva un'assistenza coordinata, che può ridurre le duplicazioni, gli esami inutili e altri costi superflui.

Il valore economico dell'infermiere specializzato va ben oltre la sua semplice presenza in ospedale o in clinica. Si tratta di una combinazione di competenza clinica, innovazione, formazione e coordinamento che, nel complesso, aggiunge un valore immenso all'intero sistema sanitario.

# Capitolo 24

# RETI DI SUPPORTO
# E
# LE RISORSE
# DISPONIBILI

# Associazioni e organizzazioni dedicato all'Alzheimer

Nel vasto mondo dell'assistenza sanitaria, il supporto della comunità svolge un ruolo essenziale, fornendo a pazienti, famiglie e operatori sanitari risorse, formazione e sostegno. Tra le tante malattie che colpiscono la popolazione mondiale, la malattia di Alzheimer, con la sua complessità e le sue molteplici sfide, ha spinto la creazione di un gran numero di associazioni e organizzazioni. Questi organismi dedicati svolgono un ruolo importante nella sensibilizzazione, nella ricerca, nel sostegno ai pazienti e alle famiglie e nella formazione degli operatori sanitari.

1. Sensibilizzazione e advocacy:
    **Campagne globali**: molte organizzazioni, come l'Associazione Mondiale Alzheimer, stanno conducendo campagne di sensibilizzazione globali, evidenziando l'importanza del riconoscimento e degli investimenti nella ricerca sull'Alzheimer.
    **Giornata mondiale dell'Alzheimer**: celebrata ogni anno il 21 settembre, questa giornata è dedicata alla sensibilizzazione dell'opinione pubblica sulla malattia di Alzheimer e sul suo impatto.
2. Ricerca e sviluppo:
    **Finanziamento della ricerca**: organizzazioni come Alzheimer's Research UK e l'Alzheimer's Association negli Stati Uniti finanziano attivamente la ricerca promettente volta a scoprire trattamenti più efficaci e, in ultima analisi, una cura.
    **Conferenze e simposi**: Queste associazioni organizzano regolarmente conferenze che riuniscono ricercatori di tutto il mondo, incoraggiando la condivisione di conoscenze e innovazioni.

3. Supporto al paziente e alla famiglia:

**Linee telefoniche**: molte organizzazioni offrono linee telefoniche di assistenza, che consentono ai pazienti e alle famiglie di ottenere consigli, supporto e informazioni.

**Gruppi di sostegno**: questi gruppi, spesso guidati da professionisti o volontari qualificati, offrono uno spazio sicuro per condividere, imparare e trovare conforto.

4. Formazione e risorse per i professionisti:

**Workshop e seminari**: queste sessioni sono pensate per aiutare gli operatori sanitari a tenersi aggiornati sulle ultime pratiche e scoperte nella gestione della malattia di Alzheimer.

**Pubblicazioni e linee guida**: le organizzazioni pubblicano spesso guide, opuscoli e altre risorse stampate per educare e informare i professionisti su vari aspetti della malattia.

5. Collaborazione internazionale:

**Reti e partnership**: Le organizzazioni lavorano spesso in rete, condividendo risorse, informazioni e buone prassi a livello transfrontaliero.

**Programmi di scambio**: alcuni di questi consentono ai ricercatori e agli operatori sanitari di collaborare con le loro controparti internazionali, arricchendo la loro comprensione e il loro approccio alla malattia.

Le associazioni e le organizzazioni che si occupano di Alzheimer svolgono un ruolo fondamentale nella lotta contro la malattia. Non solo offrono un sostegno vitale ai pazienti e alle loro famiglie, ma danno anche un contributo significativo alla ricerca, all'educazione e alla consapevolezza globale. Per gli operatori sanitari, sono alleati preziosi, che forniscono strumenti, risorse e una rete di supporto essenziale.

# Reti professionali per gli infermieri

L'arte della medicina, con le sue sfide costanti, l'evoluzione perpetua e gli imperativi etici, richiede una collaborazione costante ed efficace tra professionisti. Per gli infermieri, aderire e partecipare attivamente alle reti professionali è essenziale per tenersi aggiornati, condividere esperienze, ottenere supporto e contribuire al progresso della professione. Esploriamo queste reti e l'importanza del loro ruolo per l'infermiere moderno.

1. L'importanza delle reti professionali:
   **Aggiornamento e formazione continua**: il mondo medico cambia velocemente. Le reti consentono agli infermieri di accedere a corsi di formazione, conferenze e workshop per tenersi aggiornati sulle ultime pratiche.
   **Condividere le esperienze**: le sfide cliniche spesso si manifestano in modi diversi. Lo scambio con i colleghi può fornire consigli, suggerimenti e nuove prospettive per migliorare l'assistenza.
   **Sostegno emotivo e professionale**: l'infermiere è una professione impegnativa. Le reti offrono un luogo dove condividere le preoccupazioni, trovare sostegno e, a volte, semplicemente rilassarsi.
2. Tipi di reti:
   **Associazioni professionali**: organizzazioni come il College of Nurses e l'American Nurses Association offrono ai loro membri opportunità di sviluppo professionale e risorse, e difendono i diritti degli infermieri.
   **Gruppi specializzati**: per gli infermieri che lavorano in settori specifici, come la pediatria, l'oncologia o la geriatria, esistono gruppi specializzati che si concentrano su queste aree.

**Piattaforme online**: forum, gruppi di social network e siti dedicati consentono agli infermieri di connettersi virtualmente, condividendo risorse, storie e consigli.

**Gruppi e workshop locali**: a volte si formano gruppi a livello locale, che organizzano incontri, sessioni di scambio e workshop per rafforzare le competenze e le reti locali.

3. Coinvolgersi attivamente:

**Partecipare agli eventi**: conferenze, workshop e seminari offrono opportunità non solo di apprendimento, ma anche di networking.

**Contributo attivo**: condividere articoli, partecipare a discussioni e proporre sessioni di formazione sono tutti modi per contribuire alla vitalità della rete.

**Mentoring**: per gli infermieri più esperti, fare da mentore ai giovani professionisti è un modo prezioso per trasmettere le conoscenze e arricchire la professione.

4. Superare le sfide:

**Tempo**: sebbene i vantaggi siano molti, la partecipazione attiva a una rete richiede tempo. È essenziale trovare un equilibrio tra le responsabilità professionali e il coinvolgimento in queste reti.

**Diversità di opinioni**: in qualsiasi gruppo, ci saranno differenze di opinioni. L'ascolto attivo, il rispetto reciproco e la volontà di capire sono essenziali per ottenere il massimo da questi scambi.

Per l'infermiere moderno, le reti professionali sono molto più di una semplice tessera d'iscrizione. Rappresentano una porta aperta verso una migliore pratica clinica, un supporto continuo e uno sviluppo professionale. Partecipando attivamente, gli infermieri non solo arricchiscono la loro carriera, ma contribuiscono anche alla crescita e alla vitalità della professione nel suo complesso.

# Formazione continua e webinar

Le dinamiche del mondo medico richiedono un costante aggiornamento delle competenze e delle conoscenze. La formazione continua è diventata una pietra miliare della professione infermieristica, assicurando che gli operatori abbiano gli strumenti e le competenze necessarie per fornire un'assistenza ottimale. Nell'era digitale, i webinar hanno assunto un'importanza fondamentale, offrendo una flessibilità e un accesso alla formazione senza precedenti.

1. La formazione continua: un imperativo professionale:
   - **Pratiche in evoluzione**: le tecniche, i farmaci e le tecnologie si evolvono. La formazione continua consente agli infermieri di stare al passo con questi cambiamenti.
   - **Qualità dell'assistenza garantita**: una formazione regolare assicura che i pazienti ricevano un'assistenza basata sulle prove e sulle raccomandazioni più recenti.
   - **Sviluppo professionale**: la formazione crea fiducia e competenza e può aprire le porte a nuove specializzazioni o opportunità di carriera.
2. Webinar: l'istruzione a portata di clic:
   - **Flessibilità**: gli infermieri hanno spesso orari occupati e irregolari. I webinar possono essere seguiti dal vivo o su richiesta, a seconda della disponibilità.
   - **Diversità di argomenti**: dalla gestione delle ferite alla psicologia alle innovazioni tecnologiche, ci sono webinar per ogni nicchia e interesse.
   - **Interattività**: la maggior parte dei webinar offre una sessione di domande e risposte, consentendo un'interazione diretta con gli esperti.
3. Come massimizzare l'efficacia dei webinar:
   - **Spazio dedicato**: Avere un ambiente tranquillo e privo di distrazioni migliora la concentrazione e la conservazione delle informazioni.

- **Partecipazione attiva**: fare domande, prendere appunti e partecipare alle discussioni post-webinar rafforza l'apprendimento.
- **Mettere in pratica**: dopo un webinar, è bene pensare a come incorporare questo nuovo apprendimento nella sua pratica quotidiana.

4. Trovare le risorse giuste:

- **Associazioni professionali**: molte associazioni offrono webinar gratuiti o scontati per i loro membri.
- **Università e istituzioni**: Molte offrono programmi di formazione continua, compresi i webinar, per gli operatori sanitari.
- **Piattaforme dedicate**: esistono piattaforme specializzate che aggregano webinar di vari settori, consentendo agli infermieri di scegliere le sessioni che soddisfano le loro esigenze specifiche.

La formazione continua è molto più di un requisito professionale: è una dimostrazione dell'impegno degli infermieri nei confronti della loro professione e dei loro pazienti. In un mondo in cui le informazioni sono costantemente a portata di mano, i webinar rappresentano una preziosa opportunità di apprendimento, crescita e sviluppo.

# Capitolo 25

# STORIA E SVILUPPO UNITÀ DI ALZHEIMER

# Nascita e necessità unità specializzate

Con il progredire della medicina e della comprensione delle malattie nel corso dei secoli, è emersa la necessità di approcci più mirati a condizioni specifiche. Le unità specializzate, nate come risposta a questa esigenza, hanno trasformato il modo in cui viene fornita l'assistenza, in particolare per le patologie complesse come l'Alzheimer.

**1. L'evoluzione dell'assistenza al paziente :**
Nel corso dei decenni, gli ospedali e i centri di cura si sono evoluti da strutture generaliste a entità in cui l'assistenza è sempre più specializzata. Ciò si è rivelato particolarmente vantaggioso per le malattie che richiedono un'attenzione, risorse e competenze particolari.

**2. Consapevolezza della complessità dell'Alzheimer:**
La malattia di Alzheimer, con la sua progressione insidiosa e le sue molteplici sfaccettature, richiede un'assistenza olistica. È diventato chiaro che l'assistenza a questi pazienti va ben oltre il trattamento medico, comprendendo aspetti psicosociali, comportamentali e ambientali.

**3. Nascita di unità specializzate:**
In risposta a queste sfide, sono nate delle unità specializzate. Queste unità, spesso integrate nelle strutture di assistenza a lungo termine, sono state progettate specificamente per soddisfare le esigenze uniche dei pazienti con Alzheimer.

**4. I vantaggi dell'assistenza specialistica:**
- **Ambiente adattato**: le unità specializzate sono progettate per tenere conto delle sfide cognitive e fisiche dei pazienti, riducendo i rischi come le cadute o la fuga.
- **Team appositamente formati**: Il personale di queste unità è addestrato a comprendere e a rispondere alle manifestazioni comportamentali spesso riscontrate nei pazienti di Alzheimer.

- **Approccio multidisciplinare**: queste unità riuniscono un team eterogeneo - medici, infermieri, terapisti occupazionali, psicologi, eccetera - per fornire un'assistenza completa. - per fornire un'assistenza completa.
- **Sostegno alle famiglie**: riconoscendo il peso emotivo che la malattia può avere sui propri cari, queste unità offrono spesso risorse e sostegno specifici per le famiglie.

**5. Il futuro delle unità specializzate:**

Con la crescente prevalenza della malattia di Alzheimer e dei disturbi correlati, la necessità di queste unità specializzate non potrà che aumentare. È probabile che il futuro vedrà un'espansione di queste unità, oltre all'emergere di nuove modalità di cura, tecnologie e terapie innovative.

La creazione di unità specializzate per l'Alzheimer simboleggia un importante sviluppo nell'assistenza ai pazienti. Incarnano il riconoscimento della complessità della malattia e l'impegno per un approccio all'assistenza veramente incentrato sul paziente.

# Cambiamenti nelle pratiche
# e nelle terapie

Uno sguardo alla storia della cura dell'Alzheimer rivela una trasformazione radicale negli approcci terapeutici. Il modo in cui percepiamo, comprendiamo e trattiamo questa malattia si è evoluto a passi da gigante, riflettendo i progressi medici, i cambiamenti socio-culturali e l'approfondimento delle conoscenze scientifiche.

## 1. Comprensione iniziale :

Agli albori del riconoscimento medico della malattia di Alzheimer, la condizione era spesso fraintesa, confusa con il normale invecchiamento o con altre condizioni psichiatriche. Gli interventi erano in gran parte aspecifici, incentrati sul comfort del paziente piuttosto che su una comprensione profonda della malattia.

## 2. Comparsa di terapie farmacologiche:

Con il progredire della ricerca, sono apparsi i primi farmaci specificamente progettati per trattare i sintomi dell'Alzheimer. Sebbene non offrano una cura, hanno segnato una svolta nell'aiutare a gestire alcuni sintomi e a migliorare la qualità della vita.

## 3. L'ascesa delle terapie non farmacologiche:

Accanto alla farmacoterapia, è emersa una crescente consapevolezza dell'importanza degli interventi non farmacologici. Terapie come la musicoterapia, l'arteterapia e la terapia di stimolazione cognitiva hanno iniziato ad essere integrate nei piani di cura, sottolineando l'importanza di un approccio olistico.

## 4. Un approccio incentrato sul paziente:

Nel tempo, l'assistenza si è evoluta per concentrarsi sulla persona piuttosto che sulla malattia. Piuttosto che concentrarsi esclusivamente sui deficit, l'approccio è diventato più focalizzato sui punti di forza residui del paziente, cercando di massimizzare la qualità di vita e l'indipendenza.

## 5. Integrare la tecnologia :

L'era moderna ha visto una crescente integrazione della tecnologia nell'assistenza ai pazienti di Alzheimer. Dal monitoraggio alla stimolazione cognitiva e agli strumenti di comunicazione, la tecnologia è diventata un alleato prezioso sia per gli assistenti che per i pazienti.

6. Verso un futuro promettente :
Con il progredire della ricerca sulla malattia di Alzheimer, continuano ad emergere nuove terapie - farmacologiche, tecnologiche o comportamentali. La tendenza è verso l'innovazione, l'assistenza personalizzata e la collaborazione interdisciplinare.

Lo sviluppo di pratiche e terapie per il trattamento della malattia di Alzheimer riflette una traiettoria di apprendimento, adattamento e innovazione. Testimonia il continuo impegno del mondo medico nel migliorare la vita dei pazienti e delle loro famiglie di fronte a una malattia complessa e impegnativa.

# Unità di Alzheimer
# in diversi Paesi e culture

In tutto il mondo, il modo in cui la malattia di Alzheimer viene percepita, compresa e trattata varia notevolmente in base alla cultura, ai sistemi sanitari e alle risorse disponibili. Anche l'esistenza e la natura delle unità dedicate all'Alzheimer sono influenzate da questi fattori. Vediamo come i diversi Paesi e le diverse culture si avvicinano a queste unità specifiche.

1. Europa occidentale :

**Francia**: le unità di assistenza a lungo termine (USLD) e le strutture per anziani non autosufficienti (EHPAD) possono avere sezioni specializzate per i pazienti affetti da Alzheimer. Queste unità sono generalmente ben attrezzate e seguono le linee guida nazionali per l'assistenza.

**Germania**: la Germania ha una solida struttura di assistenza domiciliare. Tuttavia, esistono anche case di riposo e strutture specializzate per i pazienti affetti da demenza e Alzheimer.

2. Nord America :

   **Stati Uniti**: Le unità di assistenza alla memoria sono strutture appositamente progettate per le persone con Alzheimer o demenze correlate. Offrono un ambiente sicuro con un'attenzione particolare alla stimolazione cognitiva.

   **Canada**: come gli Stati Uniti, il Canada dispone di centri di cura specializzati per i pazienti affetti da Alzheimer con un approccio olistico, che include terapie alternative.

3. Asia :

   **Giappone**: Con una popolazione sempre più anziana, il Giappone ha creato delle "Case di gruppo", residenze su piccola scala per i pazienti affetti da Alzheimer, che offrono un'assistenza personalizzata in un ambiente familiare.

   **India**: l'assistenza istituzionale è meno comune. La famiglia svolge un ruolo centrale nell'assistenza. Tuttavia, la crescente consapevolezza della malattia sta portando alla creazione di centri specializzati nelle principali città.

4. Africa :

   La consapevolezza della malattia di Alzheimer sta crescendo, ma in molti Paesi mancano le risorse e le infrastrutture per le unità specializzate. L'assistenza è fornita principalmente dalla famiglia, con l'aiuto della comunità.

5. America Latina :

   In Paesi come il Brasile e l'Argentina, esistono case di riposo con sezioni specializzate per i pazienti di Alzheimer. Tuttavia, in molti Paesi, la famiglia rimane il principale fornitore di assistenza.

6. Oceania :

   **Australia**: Esistono unità specializzate per i pazienti affetti da Alzheimer, spesso situate all'interno di case di riposo o strutture di assistenza per anziani. Si concentrano sul coinvolgimento della comunità e sulla stimolazione cognitiva.

L'esistenza e il funzionamento delle unità di Alzheimer in tutto il mondo riflettono la diversità degli approcci culturali e sistemici alla malattia. Tuttavia, a prescindere dalle differenze, l'obiettivo universale rimane quello di fornire un'assistenza di qualità, garantire la dignità e migliorare la qualità di vita dei pazienti.

# Capitolo 26

# DESIGN
# E
# LAYOUT
# UNITÀ
# DI ALZHEIMER

# Principi fondamentali di pianificazione per i pazienti affetti da Alzheimer

La progettazione di spazi per i pazienti con Alzheimer richiede un approccio sensibile e pratico. Queste persone sono spesso disorientate, hanno problemi di memoria e possono essere facilmente stressate da ambienti non familiari o complicati. Ecco un'esplorazione fluida dei principi chiave da considerare quando si progettano spazi per questi pazienti.

Quando si progetta un'unità o una casa per persone con Alzheimer, non si tratta solo di creare uno spazio sicuro; è altrettanto fondamentale creare un ambiente che supporti il loro benessere emotivo, fisico e cognitivo.

I pazienti con Alzheimer hanno bisogno di uno spazio che, pur essendo familiare, sia strutturato per ridurre al minimo la confusione e incoraggiare l'indipendenza. Un pavimento con colori contrastanti, ad esempio, può aiutare a definire lo spazio e a guidare i residenti da una stanza all'altra. I corridoi tortuosi, invece, possono creare confusione. I corridoi dritti e ben illuminati sono un'opzione migliore.

L'illuminazione gioca un ruolo cruciale. Un'abbondante luce naturale può aiutare a regolare i ritmi circadiani, riducendo i sintomi della 'sindrome crepuscolare', in cui i pazienti possono diventare più agitati nel tardo pomeriggio. Inoltre, una buona illuminazione riduce il rischio di cadute, un problema comune tra i pazienti di Alzheimer.

Un altro aspetto da considerare è la stimolazione sensoriale. Gli spazi troppo rumorosi o caotici possono essere opprimenti. Tuttavia, un certo livello di stimolazione è benefico. I giardini terapeutici, ad esempio, possono fornire un'oasi di calma. Questi giardini, con i loro fiori profumati, gli uccellini che cinguettano e i sentieri tortuosi, possono essere una fonte di conforto e di sollievo. Inoltre, incoraggiano l'attività fisica e la connessione con la natura, due elementi essenziali per il benessere di ogni individuo.

E non dimentichiamo l'importanza della personalizzazione. Ogni paziente ha la sua storia, i suoi gusti e le sue esperienze. Disporre di aree in cui esporre foto personali o oggetti familiari può aiutare a creare un senso di appartenenza e di riconoscimento.

Infine, la sicurezza è fondamentale. Punti d'acqua, cucine e persino angoli e fessure possono rappresentare dei pericoli. Quindi, progettare spazi in cui i pazienti possano muoversi liberamente, ma in modo sicuro, è un equilibrio delicato da raggiungere.

Una progettazione ponderata per i pazienti di Alzheimer va ben oltre la semplice sicurezza. Si tratta di creare un ambiente in cui i residenti possano non solo vivere, ma anche prosperare, nonostante le sfide poste dalla malattia.

## Importanza della sicurezza e sorveglianza

La sicurezza e la sorveglianza sono fondamentali per la cura dei pazienti con Alzheimer. A causa delle sfide cognitive poste dalla malattia, queste persone sono particolarmente vulnerabili ai potenziali pericoli presenti nel loro ambiente, rendendo ancora più cruciale l'adozione di misure adeguate. Le sfide di questa sicurezza vanno oltre la mera protezione fisica; si tratta anche di preservare la dignità e l'autonomia del paziente, garantendo al contempo la sua sicurezza.

La malattia di Alzheimer, per sua natura, è progressiva. Le prime fasi possono manifestarsi come semplici dimenticanze, ma con il progredire della malattia diventano più evidenti i problemi di disorientamento, di giudizio e di percezione. Questa evoluzione rende essenziale il monitoraggio e la sicurezza a vari livelli.

Uno dei rischi principali per i pazienti con Alzheimer è il vagabondaggio. Un paziente può dimenticare dove si trova o dove vuole andare, con il risultato di un vagabondaggio potenzialmente pericoloso. In questi momenti di confusione, aumenta il rischio di cadere, di farsi male o di perdersi. I sistemi di monitoraggio, come le telecamere o gli allarmi per le porte, possono aiutare il personale di assistenza a intervenire rapidamente, se necessario.

Allo stesso tempo, è necessario trovare un delicato equilibrio tra la sorveglianza e il rispetto della privacy del paziente. Se la sicurezza è fondamentale, è anche essenziale preservare la dignità e l'autonomia del paziente. Le soluzioni meno invasive, come i sensori di movimento o i braccialetti di identificazione, possono essere utilizzate per garantire una sorveglianza efficace, riducendo al minimo l'intrusione.

I rischi non si limitano alla deambulazione. I pazienti possono talvolta dimenticare come utilizzare gli oggetti di uso quotidiano, come gli elettrodomestici, che possono comportare rischi di incendio o di lesioni. Accorgimenti specifici, come la disattivazione di alcuni elettrodomestici o l'utilizzo di attrezzature adattate, possono prevenire tali incidenti.

La sicurezza e il monitoraggio sono fondamentali anche nella somministrazione dei farmaci. Gli errori di dosaggio o l'assunzione di farmaci non prescritti possono avere conseguenze gravi. I portapillole elettronici o i sistemi di dispensazione automatizzati possono aiutare a garantire che i farmaci vengano assunti correttamente.

Garantire la sicurezza dei pazienti affetti da Alzheimer è una responsabilità multidimensionale che richiede una combinazione di tecnologia, sistemazioni adeguate e un attento monitoraggio. Tuttavia, al centro di tutte queste misure c'è un principio fondamentale: il rispetto e la gentilezza verso il paziente che, nonostante le sfide poste dalla sua malattia, merita una vita piena di dignità, rispetto e qualità.

## Innovazione e tendenze future nella progettazione delle unità

I progressi nella conoscenza della malattia di Alzheimer e delle esigenze specifiche dei pazienti hanno portato a progressi significativi nella progettazione di unità specializzate. L'innovazione del design mira non solo a garantire la sicurezza dei pazienti, ma anche a creare un ambiente che supporti il loro benessere emotivo, sociale e fisico. Le tendenze future riflettono un approccio incentrato sul paziente, cercando di replicare un ambiente familiare, pur incorporando le tecnologie più recenti.

Al centro di ogni buona progettazione di un'unità Alzheimer c'è il desiderio di ricreare uno spazio che assomigli il più possibile alla propria casa. Infatti, un ambiente familiare può aiutare a ridurre l'ansia e la confusione spesso provate dai pazienti. Ciò significa spazi abitativi più piccoli, simili ad appartamenti o case, piuttosto che lunghi corridoi ospedalieri.

Un altro elemento chiave del design moderno è la luce naturale. Gli studi hanno dimostrato che l'esposizione alla luce naturale può aiutare a regolare i ritmi circadiani dei pazienti, riducendo i sintomi della 'sindrome crepuscolare' comunemente riscontrata nei malati di Alzheimer. I nuovi progetti incorporano quindi grandi finestre, lucernari e giardini interni.

A proposito di giardini, la natura sta assumendo un ruolo sempre più centrale nella progettazione delle unità di Alzheimer. I giardini terapeutici, sicuri e facilmente accessibili, offrono uno spazio dove i pazienti possono passeggiare, fare giardinaggio o semplicemente godersi l'aria aperta. Questi spazi verdi non solo servono come luoghi di relax, ma forniscono anche una stimolazione sensoriale, essenziale per il benessere dei pazienti.

Anche l'innovazione tecnologica gioca un ruolo importante nelle tendenze attuali. Si stanno integrando sistemi di sorveglianza avanzati, che utilizzano sensori di movimento, telecamere intelligenti o persino tecnologie di geolocalizzazione, per garantire la sicurezza senza essere invadenti. Inoltre, si stanno esplorando soluzioni tecnologiche come la realtà virtuale o le terapie musicali digitali per offrire interventi terapeutici innovativi.
Una delle tendenze più promettenti è l'approccio di progettazione co-creativa, in cui i pazienti, le loro famiglie e gli assistenti lavorano a stretto contatto con architetti e designer per creare spazi che soddisfino al meglio le esigenze uniche di ogni individuo.

Infine, con il progredire della ricerca, è probabile che assisteremo a un aumento della personalizzazione degli spazi. Ciò potrebbe significare camere che possono essere adattate ai gusti personali del paziente, o spazi comuni che possono essere modificati in base alle attività della giornata.

La convergenza di tecnologia, ricerca e profonda empatia per i pazienti di Alzheimer sta delineando un futuro in cui le unità specializzate non sono solo luoghi di cura, ma anche di vita, gioia e dignità.

# Capitolo 27

# TECNOLOGIA E INNOVAZIONE

# Strumenti tecnologici
# per la valutazione e il monitoraggio

Nell'era digitale, l'uso di strumenti tecnologici per valutare e monitorare i pazienti affetti da Alzheimer ha guadagnato terreno. Queste innovazioni mirano non solo a migliorare la qualità dell'assistenza, ma anche a facilitare il lavoro degli operatori sanitari e a fornire informazioni preziose a famiglie e assistenti. Questi strumenti svolgono un ruolo cruciale nella personalizzazione dell'assistenza e nella previsione della progressione della malattia.

Uno dei principali progressi è l'uso di dispositivi indossabili, come smartwatch e braccialetti, che possono tracciare i movimenti, la frequenza cardiaca e il sonno del paziente. Questi dispositivi possono rilevare cambiamenti nelle normali routine, come l'aumento dell'irrequietezza notturna, che potrebbero indicare la progressione della malattia o la presenza di un problema sottostante.

Anche le applicazioni mobili si sono rivelate utili. Oggi esistono applicazioni progettate per testare la memoria, l'attenzione e altre funzioni cognitive. Queste valutazioni regolari possono aiutare a rilevare i primi declini, consentendo un intervento più precoce. Inoltre, alcune applicazioni forniscono promemoria per i farmaci, suggerimenti per attività adattate e mezzi di comunicazione semplificati per i pazienti.

Le piattaforme online dedicate alla telemedicina e al telemonitoraggio consentono agli operatori sanitari di valutare i pazienti a distanza, monitorare la progressione della malattia e consigliare le famiglie senza la necessità di frequenti visite in clinica. Questo approccio è particolarmente vantaggioso per i pazienti che vivono in aree remote o che hanno difficoltà a viaggiare.

La realtà virtuale è un'altra tecnologia emergente nel campo dell'Alzheimer. Può essere utilizzata per creare ambienti stimolanti per i pazienti, aiutando a rallentare il declino cognitivo. Offre anche opportunità di valutazione, mettendo i pazienti in una varietà di situazioni e osservando le loro reazioni.

Anche i sistemi di intelligenza artificiale e di apprendimento automatico sono all'avanguardia nella ricerca sull'Alzheimer. Analizzano enormi serie di dati per identificare modelli o indicatori precoci della malattia che potrebbero passare inosservati all'occhio umano.

Infine, gli strumenti di imaging avanzati, come gli scanner PET e le risonanze magnetiche di nuova generazione, consentono una visualizzazione più precisa dei cambiamenti nel cervello. Ciò consente ai medici di comprendere meglio la progressione della malattia e il suo impatto sulla struttura cerebrale.

Gli strumenti tecnologici per la valutazione e il monitoraggio dei pazienti affetti da Alzheimer sono in continua evoluzione e promettono di rivoluzionare il modo in cui comprendiamo, trattiamo e supportiamo le persone colpite da questa malattia devastante.

## Tecnologie per migliorare qualità di vita dei pazienti

L'impatto della tecnologia sul settore medico è innegabile e la sua influenza sull'assistenza ai pazienti affetti da Alzheimer non fa eccezione. Queste innovazioni, sottili o rivoluzionarie, hanno il potenziale di migliorare la qualità di vita dei pazienti, offrendo loro una maggiore indipendenza, sicurezza e i mezzi per rimanere coinvolti nel loro ambiente.

**1. Dispositivi di localizzazione e di allarme: gli** orologi GPS e altri dispositivi indossabili possono localizzare rapidamente un paziente che potrebbe essersi perso, riducendo i rischi associati al disorientamento.

**2. Applicazioni di promemoria: le** applicazioni progettate specificamente per i pazienti di Alzheimer possono aiutare a ricordare loro le attività quotidiane, gli appuntamenti medici e gli orari dei farmaci, promuovendo così una maggiore indipendenza.

**3. Piattaforme interattive: i** tablet e le applicazioni dedicate possono offrire giochi di memoria, puzzle e altre attività che stimolano il cervello e mantengono i pazienti impegnati.

**4. Terapie assistite dalla realtà virtuale: la** realtà virtuale può consentire ai pazienti di visitare luoghi del loro passato, di sperimentare ambienti tranquillizzanti o persino di interagire in scenari sociali, fornendo una fonte di conforto e di stimolazione cognitiva.

**5. Sistemi di riconoscimento vocale:** questi sistemi, come Amazon Echo o Google Home, possono aiutare i pazienti a svolgere le attività quotidiane, ottenere informazioni o semplicemente riprodurre musica, il tutto tramite comandi vocali.

**6. Tecnologia di terapia della luce:** gli studi suggeriscono che l'esposizione a determinate luci può migliorare il sonno e ridurre l'agitazione nei pazienti di Alzheimer. Le lampade per la terapia della luce possono quindi svolgere un ruolo nella regolazione dei ritmi circadiani.

**7. Comunicazione migliorata: le** applicazioni speciali possono facilitare la comunicazione per coloro che hanno difficoltà a trovare le parole, utilizzando immagini, pittogrammi e altri elementi visivi.

**8. Robotica:** anche se può sembrare futuristico, i robot come Paro, un peluche robotico a forma di foca, sono stati progettati per offrire comfort e ridurre l'ansia dei pazienti.

**9. Sistemi di assistenza domiciliare:** questi sistemi possono rilevare cadute, movimenti insoliti o un'assenza di attività per un periodo prolungato, inviando avvisi agli assistenti o ai familiari.

**10. Apparecchi acustici intelligenti :** Questi dispositivi fanno molto di più che amplificare il suono. Possono filtrare il rumore di fondo e concentrarsi sulle conversazioni, il che è particolarmente utile negli ambienti rumorosi.

In conclusione, poiché la tecnologia continua a evolversi a un ritmo rapido, è essenziale riconoscere il suo potenziale per migliorare la vita dei pazienti di Alzheimer. Questi strumenti possono aiutare a colmare il divario tra le esigenze dei pazienti e le capacità degli assistenti, offrendo al contempo momenti di gioia, comfort e indipendenza.

# Limiti e sfide integrazione tecnologica

L'avvento della tecnologia nell'assistenza sanitaria ha indubbiamente portato molti vantaggi, in particolare per i pazienti di Alzheimer. Tuttavia, la sua integrazione presenta anche sfide e limiti che è fondamentale riconoscere e comprendere.

**1. Resistenza all'adozione:** la tecnologia può intimidire, soprattutto le persone anziane che non sono abituate. Questo può portare all'esitazione o al vero e proprio rifiuto, rendendo difficile l'implementazione di soluzioni tecnologiche.

**2. Costi elevati:** i dispositivi tecnologici e i software specialistici possono essere costosi, il che può limitare la loro accessibilità a tutti i pazienti, in particolare a quelli economicamente svantaggiati.

**3. Riservatezza e sicurezza:** i sistemi di monitoraggio e altri dispositivi connessi sollevano preoccupazioni sulla riservatezza dei dati dei pazienti e sulla sicurezza di queste informazioni contro gli attacchi informatici.

**4. Complessità e formazione:** l'implementazione di nuove tecnologie richiede spesso la formazione del personale di assistenza, che può rappresentare un vincolo di tempo e di risorse.

**5. Rischio di dipendenza:** l'eccessiva dipendenza dalla tecnologia può potenzialmente ridurre l'interazione umana, che è fondamentale per la salute emotiva e sociale dei pazienti di Alzheimer.

**6. Inadeguatezza:** non tutte le tecnologie sono adatte a ogni fase della malattia. Ciò che funziona per un paziente all'inizio della malattia potrebbe non essere efficace in una fase più avanzata.

**7. Rapida obsolescenza:** con il rapido ritmo del progresso tecnologico, i dispositivi possono diventare rapidamente obsoleti, richiedendo aggiornamenti frequenti e investimenti aggiuntivi.

**8. Integrità dei dati: Gli** strumenti tecnologici possono a volte non funzionare correttamente, fornendo letture o dati imprecisi che potrebbero trarre in inganno gli assistenti.

**9. Sovraccarico sensoriale:** per alcuni pazienti, l'uso eccessivo della tecnologia può portare a un sovraccarico di informazioni o a una sovrastimolazione, che può essere fastidiosa o stressante.

**10. Limitazioni fisiologiche: le** tecnologie come la realtà virtuale possono non essere adatte a tutti i pazienti, soprattutto se causano vertigini, nausea o altri effetti avversi.

Sebbene la tecnologia offra un grande potenziale per migliorare la qualità di vita dei pazienti con Alzheimer, deve essere integrata con l'assistenza e la sensibilità. I caregiver e gli operatori sanitari devono essere consapevoli di queste sfide per garantire un'implementazione ponderata, equilibrata e incentrata sul paziente.

# Capitolo 28

# LE SFIDE DELLA NOTTE IN UN'UNITÀ DI ALZHEIMER

# Particolarità del lavoro notturno

Lavorare di notte nei reparti specializzati per l'Alzheimer comporta sfide e particolarità proprie. Essere un professionista sanitario che lavora in queste ore può essere un'esperienza singolare, che richiede competenze specifiche, sensibilità e adattabilità.

**1. Sindrome crepuscolare:** molti pazienti con Alzheimer possono manifestare una maggiore agitazione o confusione durante le ore crepuscolari o notturne, nota come "sindrome crepuscolare". Ciò richiede una maggiore vigilanza da parte del personale notturno.

**2. Ambiente tranquillo: di** notte, le unità tendono ad essere più tranquille, con meno stimoli esterni, il che può essere vantaggioso per alcuni pazienti, ma disturbante per altri.

**3. Monitoraggio del vagabondaggio:** alcuni pazienti possono avere la tendenza a vagare durante la notte. Il personale notturno deve assicurarsi che questi pazienti non si facciano male e rimangano al sicuro.

**4. Ritmo circadiano:** l'interruzione del ciclo sonno-veglia è comune nei pazienti con Alzheimer. Il personale notturno deve essere formato per gestire i pazienti che sono svegli e attivi per lunghi periodi di notte.

**5. Intervento limitato:** di notte, in genere c'è meno personale a disposizione, il che significa che gli assistenti devono essere ben formati per gestire una varietà di situazioni con risorse limitate.

**6. Attività appropriate:** alcuni pazienti possono aver bisogno di attività che li tengano occupati durante la notte. Queste attività devono essere calmanti e non stimolanti, per evitare di aggravare l'agitazione.

**7. Gestione della luce:** l'illuminazione è fondamentale. Una luce morbida e rilassante può aiutare a prevenire l'agitazione, mentre un'illuminazione adeguata può aiutare a resettare gli orologi del corpo dei pazienti.

**8. Rumore e suono :** Il controllo del rumore è essenziale durante la notte. I suoni rilassanti o la musica soft possono aiutare a calmare un paziente agitato, mentre i rumori forti o improvvisi possono disturbare.

**9. Supporto emotivo:** i pazienti possono sentirsi più vulnerabili o ansiosi durante la notte. Il personale deve essere addestrato a fornire un supporto emotivo adeguato.

**10. Autocura del personale:** il lavoro notturno può avere un impatto sulla salute e sul benessere del personale. Implementare strategie di autocura, come pause regolari e una buona idratazione, è fondamentale.

Lavorare di notte in un'unità di Alzheimer richiede un approccio specifico e centrato sul paziente, adattato alle sfide uniche che questi orari comportano. Gli assistenti che lavorano in questi periodi svolgono un ruolo essenziale nella cura e nel benessere dei pazienti.

## Gestire i disturbi del sonno

I disturbi del sonno sono comuni nei pazienti con Alzheimer. Questi disturbi possono manifestarsi in vari modi, dall'insonnia all'eccessiva sonnolenza e alle alterazioni del ritmo circadiano. Questi disturbi del sonno non solo possono esacerbare i sintomi cognitivi, comportamentali e psicologici della demenza, ma possono anche avere un impatto negativo sulla qualità di vita del paziente e aumentare il carico di lavoro di chi lo assiste.

**1. Comprendere il problema:** il primo passo verso la gestione dei disturbi del sonno è riconoscere la loro presenza. Ciò può richiedere un attento monitoraggio dei modelli di sonno del paziente, a volte utilizzando dispositivi di tracciamento del sonno.

**2. Mantenere una routine regolare:** aiutare i pazienti a stabilire e mantenere una routine quotidiana regolare può aiutare a regolare il ciclo sonno-veglia. Questo include andare a letto e svegliarsi a orari prestabiliti.

**3. Terapia della luce:** l'esposizione alla luce naturale durante il giorno, soprattutto al mattino, può aiutare a resettare l'orologio biologico del paziente. Se questo non è possibile, si possono utilizzare le lampade per la terapia della luce.

**4. Ambiente di sonno confortevole: si assicuri** che la camera da letto sia favorevole al sonno - buia, silenziosa e fresca. Eviti gli schermi e le luci brillanti prima di andare a letto.

**5. Attività fisica:** incoraggiare i pazienti a fare esercizio fisico durante il giorno, anche solo camminando, può aiutarli a dormire meglio la notte.

**6. Gestire la caffeina e la dieta:** limitare l'assunzione di caffeina, soprattutto nel tardo pomeriggio e alla sera, ed evitare pasti pesanti prima di andare a letto.

**7. Farmaci:** alcuni farmaci possono disturbare il sonno. È quindi essenziale rivedere regolarmente i farmaci del paziente con un professionista sanitario. In alcuni casi, possono essere prescritti farmaci specifici per aiutare a regolare il sonno.

**8. Tecniche di rilassamento:** metodi come la meditazione, la respirazione profonda e la musicoterapia possono aiutare a rilassare il paziente prima di andare a letto.

**9. Gestire i sintomi notturni:** se il paziente si sveglia di notte a causa dell'agitazione o dell'ansia, interventi delicati e calmanti, piuttosto che reazioni brusche, possono aiutare a rassicurarlo e a farlo riaddormentare.

**10. Sostegno ai caregiver:** L'educazione e il sostegno dei caregiver sono fondamentali. Anche i loro schemi del sonno possono essere disturbati, e fornire loro strumenti e strategie per gestire i disturbi del sonno può giovare sia a loro che al paziente.

Il trattamento dei disturbi del sonno nei pazienti con Alzheimer richiede un approccio personalizzato e olistico.

Lavorando a stretto contatto con i caregiver e combinando interventi non medici con, se necessario, trattamenti medici, è possibile migliorare la qualità del sonno e, di conseguenza, la qualità di vita dei pazienti.

# Protocolli e procedure per i turni di notte

I team notturni delle unità di Alzheimer svolgono un ruolo cruciale nel garantire la sicurezza, il comfort e il benessere dei pazienti. La natura della malattia di Alzheimer può portare a comportamenti notturni imprevedibili, che richiedono un'attenzione particolare e protocolli adattati. Ecco una panoramica dei protocolli e delle procedure per questi team:

1. Passaggio di consegne tra le squadre :
Una comunicazione chiara e completa tra i team diurni e notturni è essenziale. Ciò consente di trasmettere tutte le informazioni rilevanti sulle condizioni dei pazienti, sugli incidenti che si sono verificati durante il giorno e su qualsiasi caratteristica speciale da monitorare.

2. Controlli regolari:
I pazienti devono essere controllati regolarmente durante la notte per garantire il loro benessere, ma anche per rilevare e intervenire in caso di comportamenti inaspettati.

3. Gestire i risvegli notturni :
Devono essere messi in atto protocolli specifici per gestire i risvegli notturni, dovuti ad agitazione, confusione o altri sintomi. È fondamentale approcciare i pazienti con calma ed empatia.

4. Prevenzione delle cadute :
Le misure preventive, come l'uso di sponde per il letto, l'illuminazione notturna e i tappetini antiscivolo, possono

aiutare a prevenire le cadute. Anche un'attenta supervisione è essenziale, soprattutto per i pazienti che possono alzarsi frequentemente durante la notte.

5. Farmaci :
Alcuni pazienti possono avere bisogno di farmaci durante la notte. Gli infermieri notturni devono conoscere i tempi di somministrazione di questi farmaci e i loro potenziali effetti. Sono essenziali anche una buona gestione delle scorte e una documentazione accurata.

6. Gestione del rumore :
Il rumore deve essere ridotto al minimo per favorire un ambiente di sonno tranquillo. Ciò include la riduzione al minimo dei discorsi ad alta voce, l'utilizzo di apparecchiature silenziose e il rispetto delle zone di riposo.

7. Situazioni di emergenza:
I team notturni devono essere ben addestrati per affrontare le emergenze, siano esse complicazioni mediche, comportamenti aggressivi o altre crisi.

8. Documentazione :
Tutte le osservazioni, gli incidenti e gli interventi devono essere accuratamente documentati per garantire la continuità dell'assistenza e per informare il team del mattino sugli eventi della notte.

9. Sostegno reciproco :
Il lavoro notturno può essere isolante, quindi il personale deve essere incoraggiato a sostenersi a vicenda. Una stretta collaborazione e una comunicazione aperta tra i membri del team sono essenziali.

10. Formazione continua :
Il personale notturno dovrebbe avere le stesse opportunità di formazione continua del personale diurno, in particolare

per quanto riguarda le pratiche e le ricerche più recenti relative alla malattia di Alzheimer.

Garantire il benessere dei pazienti con Alzheimer durante la notte richiede dedizione, competenza e un approccio personalizzato. Con protocolli chiari e una formazione e un supporto continui, i team notturni possono fornire un'assistenza eccezionale a questa popolazione vulnerabile.

# Capitolo 29

# APPROCCI GLOBALI E INTEGRATIVO

# L'importanza di
# Un approccio olistico all'assistenza

Il trattamento della malattia di Alzheimer, come quello di molte altre patologie croniche, non può limitarsi a una visione riduttiva e sintomatica. Per essere veramente efficace e rispettoso della persona, deve adottare una prospettiva olistica. Ma cosa significa esattamente questo e perché è così cruciale?

Un approccio olistico all'assistenza prende in considerazione l'intera persona, ossia non solo le sue esigenze fisiologiche, ma anche quelle psicologiche, sociali, spirituali ed emotive. Riconosce che ogni individuo è unico e che i sintomi di una malattia possono influenzare diversi aspetti della sua vita.

**1. Riconoscere la persona dietro la malattia:**
Ogni paziente con Alzheimer ha una storia, desideri, paure, amori e antipatie. L'assistenza olistica cerca di onorare questa individualità, di riconoscere il valore intrinseco e la dignità di ogni persona, indipendentemente dallo stadio della sua malattia.

**2. Assistenza personalizzata:**
Prendendo in considerazione la storia, le preferenze e le esigenze di ciascun paziente, gli assistenti possono personalizzare gli interventi e i trattamenti in modo che siano il più possibile benefici e significativi.

**3. Integrare le dimensioni emotive e spirituali:**
La progressione della malattia di Alzheimer può sollevare domande esistenziali sia per i pazienti che per i loro cari. L'assistenza olistica include il supporto spirituale ed emotivo come elemento essenziale del benessere generale.

**4. L'importanza delle relazioni:**
Il mantenimento di relazioni significative è fondamentale

per il benessere umano. Un approccio olistico valorizza e sostiene le relazioni tra paziente, famiglia, amici e assistenti, riconoscendo che ciascuno svolge un ruolo vitale nella rete di supporto del paziente.

**5. Integrare le terapie complementari:**
Oltre agli interventi medici e farmacologici tradizionali, una visione olistica può integrare terapie complementari come la musicoterapia, l'aromaterapia, l'arteterapia e altre modalità per sostenere il benessere generale.

**6. Supporto per gli assistenti:**
Un approccio olistico riconosce anche le esigenze dei caregiver, che possono subire un notevole stress emotivo, fisico e psicologico. Fornire loro supporto, formazione e risorse è fondamentale per garantire un'assistenza di qualità.

Un approccio olistico all'assistenza mira a garantire il rispetto, la dignità e il benessere delle persone con malattia di Alzheimer. Cerca di guardare oltre i sintomi e di rispondere alle esigenze complesse e interdipendenti di ogni individuo, offrendo un'assistenza più completa e umana.

## Integrazione delle pratiche tradizionale e alternativo

La malattia di Alzheimer, con la sua intrinseca complessità, ha spinto molti assistenti, ricercatori e famiglie ad ampliare lo spettro degli interventi terapeutici disponibili. Oltre agli approcci medici convenzionali, molte pratiche tradizionali e alternative hanno mostrato un potenziale promettente per sostenere le persone affette da questa patologia degenerativa.

Storicamente, la medicina tradizionale è stata la spina dorsale dei sistemi sanitari in molte culture del mondo. Questi approcci, spesso ereditati da secoli di saggezza e pratica, offrono prospettive e metodi diversi da quelli della medicina occidentale. Inoltre, le terapie alternative, sebbene più recenti, spesso cercano di colmare le lacune lasciate dagli interventi convenzionali.

### 1. Medicina tradizionale cinese (MTC):
Gli studi hanno dimostrato che alcune erbe utilizzate nella MTC, come il Ginkgo biloba, possono offrire benefici cognitivi ai pazienti con Alzheimer, anche se le prove rimangono contrastanti.

### 2. Ayurveda:
Questa medicina tradizionale indiana utilizza una combinazione di erbe, dieta e pratiche fisiche (come lo yoga) per equilibrare il corpo e la mente. L'Ashwagandha, ad esempio, è un'erba spesso consigliata per sostenere la salute cognitiva.

### 3. Aromaterapia:
Gli oli essenziali come la lavanda o il rosmarino sono utilizzati per calmare l'ansia o stimolare la memoria, rispettivamente. Anche se non sono curativi, possono migliorare la qualità della vita.

### 4. Approcci nutrizionali :
Le diete come la dieta mediterranea o la dieta MIND, ricche di antiossidanti e acidi grassi omega-3, sono state associate a una migliore salute cognitiva.

### 5. Terapie energetiche:
Tecniche come il Reiki o il Qi Gong cercano di equilibrare l'energia vitale del corpo e possono aiutare a gestire lo stress e l'ansia.

### 6. Massaggio e tocco terapeutico:
Queste tecniche possono aiutare a ridurre l'ansia, a migliorare l'umore e a migliorare la circolazione.

L'integrazione di queste terapie tradizionali e alternative richiede un approccio prudente. È essenziale assicurarsi che qualsiasi intervento sia sicuro e non contraddica il trattamento medico in corso. Inoltre, è fondamentale riconoscere che, sebbene questi metodi possano offrire un valido supporto, non sostituiscono gli interventi medici convenzionali, ma li integrano.

Un dialogo aperto tra pazienti, famiglie, assistenti e operatori sanitari è quindi essenziale per un'integrazione di successo. Con una visione olistica dell'assistenza, che abbraccia sia le pratiche convenzionali che quelle alternative, possiamo offrire una gamma più ampia di opzioni per migliorare la qualità di vita delle persone con la malattia di Alzheimer.

## Collaborare con praticanti non convenzionali

Nel complesso panorama dell'assistenza alla malattia di Alzheimer, esiste una gamma di terapeuti e operatori che offrono interventi non convenzionali. Questi interventi, che spaziano dalla medicina tradizionale alle terapie complementari e alternative, possono fornire un'ulteriore dimensione di supporto ai pazienti e alle loro famiglie.

Uno dei primi passi nella collaborazione con gli operatori non convenzionali è il riconoscimento reciproco del ruolo unico che ciascuno svolge nel benessere generale del paziente. Mentre la medicina convenzionale può concentrarsi sui sintomi, sulla progressione della malattia e sui farmaci, gli operatori non convenzionali possono offrire metodi che mirano a migliorare la qualità della vita, a gestire lo stress e a sostenere il benessere emotivo e spirituale.

# 1. Stabilire una comunicazione aperta:

Un dialogo regolare e trasparente tra medici convenzionali e non convenzionali assicura che tutta l'assistenza sia coordinata e focalizzata sul miglior interesse del paziente. Può anche aiutare a identificare le potenziali interazioni o controindicazioni tra i diversi interventi.

# 2. Educazione reciproca:

Comprendere le basi delle diverse modalità di trattamento consente una collaborazione più agevole. Si possono organizzare workshop o seminari, in modo che gli operatori di entrambe le parti possano imparare gli uni dagli altri.

# 3. Pianificazione assistenziale integrata:

La creazione di un piano di cura che includa interventi convenzionali e non convenzionali fornisce un approccio olistico. Questo può includere farmaci, aromaterapia, massaggi, agopuntura o altre terapie.

# 4. Garantire la sicurezza:

Pur riconoscendo il valore degli interventi non convenzionali, è fondamentale garantire che siano sicuri per il paziente. La verifica delle qualifiche, il monitoraggio delle potenziali interazioni farmacologiche e la considerazione delle esigenze specifiche del paziente sono essenziali.

# 5. Riconoscere e rispettare le scelte dei pazienti e delle famiglie:

Le decisioni sull'assistenza devono sempre essere prese con il paziente e la sua famiglia. Il processo decisionale condiviso assicura che l'assistenza rifletta i valori, le convinzioni e le preferenze del paziente.

L'obiettivo principale della collaborazione con medici non convenzionali è quello di offrire ai pazienti affetti da Alzheimer lo spettro di cure più completo e attento possibile. Integrando interventi che riguardano il fisico, l'emotivo e lo spirituale, possiamo sperare di offrire una migliore qualità di vita a coloro che affrontano le sfide di questa malattia degenerativa.

# Capitolo 30

# GESTIONE DOLORE E DISAGIO

# Valutazione del dolore
# nei pazienti non comunicanti

La valutazione del dolore nei pazienti non comunicanti, come quelli con malattia di Alzheimer avanzata o altre condizioni neurodegenerative, è una sfida importante per gli operatori sanitari. Spesso questi pazienti non sono in grado di esprimere verbalmente i loro sentimenti o il loro disagio. Tuttavia, il dolore non trattato può portare a complicazioni e ridurre significativamente la qualità della vita. Ecco come effettuare una valutazione efficace in queste circostanze:

### 1. Osservare i cambiamenti comportamentali:
I pazienti non comunicativi possono esprimere il loro dolore attraverso un comportamento non verbale. Questo può includere smorfie, pianto, agitazione, isolamento o persino un comportamento aggressivo. Occorre prestare particolare attenzione a questi segnali, soprattutto dopo una procedura o un movimento che potrebbe causare dolore.

### 2. Cercare i segni fisiologici:
I cambiamenti nei segni vitali, come l'aumento della frequenza cardiaca, della pressione sanguigna o della respirazione, possono essere indicatori di dolore. Allo stesso modo, la sudorazione o il rossore possono essere segnali.

### 3. Utilizzare scale di valutazione specifiche:
Esistono scale di valutazione del dolore progettate specificamente per i pazienti non comunicanti. Scale come DOLOPLUS-2 o PAINAD possono essere utili per quantificare e monitorare il dolore in questi pazienti sulla base di vari indicatori comportamentali.

### 4. Valutare regolarmente:
Il dolore deve essere valutato regolarmente, soprattutto dopo procedure o trattamenti che potrebbero aumentare il

disagio. La valutazione continua permette di adattare gli interventi di conseguenza.

**5. Chieda a chi le è vicino:**
I familiari e le persone che si occupano di lei possono spesso riconoscere i segni sottili del dolore che il personale medico potrebbe non notare. Conoscono il paziente e possono individuare cambiamenti nelle abitudini o nel comportamento.

**6. Esame fisico mirato:**
Un esame fisico può aiutare a individuare la fonte del dolore. Ad esempio, durante l'esame si può individuare un'area infiammata, una lesione o un'infezione.

**7. Optare per interventi multimodali:**
Una volta identificato il dolore, deve essere trattato con una combinazione di approcci, che possono includere farmaci, terapie fisiche e interventi non farmacologici come la musica o il tocco terapeutico.

Riconoscere e trattare il dolore nei pazienti non comunicanti è essenziale per migliorare la loro qualità di vita. Sebbene sia una sfida, con un'attenta osservazione e valutazioni regolari, gli operatori sanitari possono rispondere efficacemente alle esigenze di questi pazienti vulnerabili.

# Tecniche non farmacologiche gestione del dolore

La gestione del dolore è una parte centrale dell'assistenza ai pazienti e, sebbene i farmaci svolgano un ruolo cruciale in questo processo, gli approcci non farmacologici offrono importanti alternative, in particolare per coloro che possono essere sensibili agli effetti collaterali dei farmaci o che cercano di integrare il loro regime terapeutico. Ecco un'esplorazione di alcune di queste tecniche:

1. Terapia fisica :
   - **Fisioterapia:** può aiutare a rafforzare i muscoli, aumentare la flessibilità e migliorare la mobilità, che a sua volta può ridurre il dolore, in particolare quello associato a condizioni muscolo-scheletriche.
   - **Idroterapia:** l'uso dell'acqua, calda o fredda, per alleviare il dolore. Ad esempio, un bagno caldo può rilassare i muscoli e aumentare la circolazione sanguigna.
2. Terapie corpo-mente :
   - **Meditazione e mindfulness:** queste pratiche aiutano a ricentrare la mente e possono ridurre la percezione del dolore.
   - **Biofeedback:** una tecnica in cui si impara a controllare le funzioni fisiologiche per ridurre il dolore.
   - **Rilassamento guidato:** utilizzare la visualizzazione o il rilassamento muscolare progressivo per ridurre la tensione e il dolore.
3. Terapie manuali :
   - **Massoterapia: il** massaggio può rilassare i muscoli, aumentare la circolazione sanguigna e migliorare il benessere generale.
   - **Chiropratica: gli** aggiustamenti chiropratici possono aiutare ad allineare la colonna vertebrale, riducendo così il dolore.
   - **Osteopatia:** un approccio olistico che si concentra sul trattamento dell'intero corpo per alleviare il dolore.
4. Approcci energetici :
   - **Agopuntura:** questa antica pratica cinese utilizza aghi sottili inseriti in punti specifici del corpo per ridurre il dolore.
   - **Reiki: un** metodo di guarigione energetica che può aiutare a bilanciare le energie del corpo e a ridurre il dolore.

5. Applicazioni di riscaldamento e raffreddamento:
  * Il calore può rilassare e lenire i muscoli, aumentando il flusso sanguigno, mentre il freddo può ridurre l'infiammazione e intorpidire l'area dolorosa.
6. Stimolazione elettrica transcutanea (TENS) :
  * Una piccola macchina invia impulsi elettrici alla pelle per ridurre la percezione del dolore.
7. Terapie artistiche :
  * La musicoterapia, l'arteterapia e la danzaterapia possono aiutare a distogliere l'attenzione dal dolore e a gestirlo emotivamente.
8. Educazione e autogestione:
  * Imparare a conoscere il dolore, le sue cause e come gestirlo può dare ai pazienti gli strumenti necessari per controllare meglio la loro condizione.

È importante ricordare che il dolore è un'esperienza soggettiva e ciò che funziona per un paziente può non funzionare per un altro. Un approccio personalizzato e olistico, che combini metodi farmacologici e non farmacologici, offre le migliori possibilità di successo nella gestione del dolore.

## L'importanza dell'interpretazione segnali non verbali

Nel mondo dell'assistenza e del benessere, in particolare per le persone affette da malattie neurodegenerative come l'Alzheimer, l'importanza di interpretare i segnali non verbali non può essere sottovalutata. Ecco perché:

  * **Espressione primaria di bisogni ed emozioni:** nei pazienti che hanno difficoltà a comunicare verbalmente, i gesti, le espressioni facciali e la postura diventano spesso il mezzo principale per esprimere bisogni, disagio, dolore o emozioni.

- **Identificazione precoce dei problemi: per esempio,** un paziente che fa smorfie può avere dolore. Un paziente che si ritira potrebbe indicare ansia o paura.
- **Stabilire un rapporto di fiducia:** quando gli assistenti prestano attenzione e rispondono in modo appropriato ai segnali non verbali, questo può creare fiducia e comfort tra assistente e paziente.
- **Prevenire le situazioni di conflitto:** riconoscendo precocemente i segni di agitazione o di disagio, è possibile intervenire prima che il paziente diventi aggressivo o estremamente stressato.
- **Facilitare la comunicazione:** per le persone che hanno problemi a parlare o a formulare pensieri, interpretare correttamente i segnali non verbali può facilitare notevolmente la comprensione e lo scambio.
- **Comprensione culturale:** alcuni segnali non verbali possono avere significati diversi nelle varie culture. Essere sensibili e informati su questo aspetto può aiutare a evitare malintesi.
- **Valutare l'efficacia delle cure: le** reazioni non verbali dei pazienti possono fornire indizi sull'efficacia di un trattamento o di un intervento. Ad esempio, un paziente può rilassarsi dopo aver ricevuto un farmaco antidolorifico, segnalando una riduzione del dolore.
- **Sostenere la dignità del paziente:** prestando attenzione ai segnali non verbali, gli assistenti riconoscono e convalidano l'esperienza del paziente, il che può sostenere il senso di dignità e l'autostima del paziente.

Mentre le parole sono potenti vettori di comunicazione, i segnali non verbali offrono una finestra preziosa sullo stato emotivo, fisico e mentale dei pazienti, in particolare di quelli che potrebbero non essere in grado di esprimersi pienamente attraverso la parola. Un'attenta interpretazione di questi segnali è essenziale per fornire un'assistenza compassionevole, efficace e personalizzata.

# Capitolo 31

# L'IMPATTO DELLA CULTURA E DIVERSITÀ NELL'ASSISTENZA

# Comprendere le variazioni culturali nella percezione della malattia

La percezione della malattia, e in particolare di malattie come l'Alzheimer, varia notevolmente da una cultura all'altra. Queste differenze culturali influenzano non solo il modo in cui la malattia viene percepita e compresa, ma anche il modo in cui viene gestita e trattata.

- **Eziologia e interpretazione:** in alcune culture, la malattia di Alzheimer e altre forme di demenza non sono viste come malattie neurodegenerative, ma come una parte normale dell'invecchiamento, o addirittura come una maledizione, un incantesimo o il risultato di azioni passate.

- **Stigma:** in alcuni ambienti, la diagnosi di malattia di Alzheimer può portare a un significativo stigma, che può scoraggiare le famiglie dal cercare aiuto o persino dall'ammettere l'esistenza della malattia. Questo stigma può colpire anche la persona affetta dalla malattia, portando all'isolamento e alla mancanza di accesso a cure adeguate.

- **Ruoli e responsabilità familiari:** le aspettative culturali possono influenzare la suddivisione delle responsabilità di cura all'interno della famiglia. Ad esempio, in alcune culture ci si aspetta che il figlio o la figlia maggiore si assuma la responsabilità primaria dell'assistenza, mentre in altre questa responsabilità può essere condivisa in modo più ampio.

- **Atteggiamento nei confronti dell'assistenza professionale:** in alcune culture, l'assistenza agli anziani o ai malati a casa da parte della famiglia è la norma, e l'idea di affidare una persona cara a un istituto è impensabile. Questo contrasta con altre culture, dove l'assistenza istituzionale o professionale può essere più accettata.

- **Strategie di coping e di supporto:** le risorse spirituali, religiose e comunitarie svolgono un ruolo cruciale nel modo in cui molte culture affrontano la malattia. La preghiera, il rituale e la cerimonia possono essere importanti meccanismi di coping.
- **Comunicazione ed espressione:** il modo in cui vengono descritti i sintomi e la disponibilità a parlarne apertamente possono variare. In alcune culture, i sintomi emotivi o comportamentali possono essere enfatizzati, mentre in altre i sintomi fisici possono essere più comunemente riportati.
- **Decisioni mediche ed etiche:** gli atteggiamenti verso il consenso informato, la divulgazione della diagnosi, la fine della vita e le direttive anticipate sono profondamente influenzati da fattori culturali.

Riconoscere e comprendere queste variazioni culturali è essenziale per fornire un'assistenza efficace e compassionevole. Gli operatori sanitari devono essere formati alla competenza culturale, per interagire con i pazienti e le famiglie in modo rispettoso e sensibile alle loro credenze, valori e preferenze.

## Adattare l'assistenza dalla diversità etnica e religiosa

In un momento in cui la globalizzazione rende le nostre società sempre più diversificate, è fondamentale adattare l'assistenza per tenere conto dei diversi background etnici e religiosi dei pazienti, in particolare in aree sensibili come l'assistenza all'Alzheimer.

- **Conoscenza culturale:** il primo passo per adattare l'assistenza è acquisire la conoscenza delle principali credenze, pratiche e valori associati a diversi gruppi etnici e religioni. Questa conoscenza consente agli operatori sanitari di comprendere meglio il contesto in cui i pazienti percepiscono e vivono la loro malattia.

- **Formazione sulla competenza culturale:** non basta conoscere le diverse culture, bisogna anche sapere come integrare queste conoscenze nella pratica clinica quotidiana. Questo aiuta ad evitare i malintesi, a migliorare la comunicazione e a fornire un'assistenza adeguata.
- **Valutazione individuale:** anche all'interno dello stesso gruppo etnico o religione, le credenze e le pratiche possono variare da una persona all'altra. È quindi fondamentale porre domande aperte per capire le esigenze specifiche di ogni paziente.
- **Rispetto di riti e rituali:** alcune pratiche o rituali possono essere di grande importanza per i pazienti e le loro famiglie. Ad esempio, riti di preghiera in momenti specifici, restrizioni alimentari o rituali di fine vita.
- **Lingua e comunicazione:** le barriere linguistiche possono essere un ostacolo importante. L'uso di interpreti o di tecnologie di traduzione può aiutare a garantire che i pazienti e le loro famiglie comprendano appieno le informazioni e le raccomandazioni mediche.
- **Includere la famiglia:** in molte culture, la famiglia svolge un ruolo centrale nel processo decisionale medico. È quindi essenziale includerla nelle discussioni e nei piani di cura.
- **Adattamento degli interventi: Gli** interventi terapeutici, siano essi medici, psicosociali o di altro tipo, devono essere adattati per tenere conto delle convinzioni e dei valori del paziente. Ciò può includere la modifica degli approcci terapeutici o la ricerca di alternative culturalmente appropriate.
- **Collaborazione con i leader della comunità:** in alcune situazioni, può essere utile collaborare con i leader religiosi o della comunità per ottenere consigli

o per facilitare la comunicazione e la comprensione tra il personale medico e il paziente o la famiglia.

- **Risorse e materiali culturalmente appropriati:** fornire opuscoli, video o altri materiali educativi che riflettono la cultura e la lingua del paziente può migliorare notevolmente la comprensione e l'adesione al trattamento.

- **Feedback continuo:** è importante incoraggiare i pazienti e le loro famiglie a fornire un feedback sull'assistenza ricevuta, al fine di adeguare e migliorare costantemente gli approcci culturalmente sensibili.

Tenere conto della diversità etnica e religiosa non è solo una questione di rispetto, ma è anche un modo per migliorare la qualità dell'assistenza, costruire la fiducia e garantire che ogni paziente riceva il supporto più appropriato alla sua situazione unica.

## Formazione e sensibilizzazione alla diversità per gli assistenti

In un mondo in continua evoluzione, caratterizzato dalla globalizzazione e dalla mescolanza di culture, sta diventando imperativo per gli assistenti acquisire una formazione approfondita e una consapevolezza della diversità. Questo approccio, lungi dall'essere una semplice aggiunta alle loro competenze, è essenziale se vogliono soddisfare le esigenze mutevoli di pazienti provenienti da contesti diversi.

La formazione sulla diversità non si limita alla semplice conoscenza di culture o religioni diverse. È profondamente radicata nella comprensione delle sfumature, delle credenze e dei comportamenti che influenzano il modo in cui le persone percepiscono la salute, la malattia e l'assistenza medica. Si tratta di un percorso di apprendimento in cui gli assistenti si trovano spesso a sfidare i propri pregiudizi e stereotipi, al fine di comprendere meglio e rispettare le persone di cui si prendono cura.

Ma perché è così fondamentale? Il motivo è semplice: una migliore comprensione del background culturale ed etnico dei pazienti porta a una comunicazione più fluida, a una migliore aderenza al trattamento e, in definitiva, a una migliore assistenza. I pazienti si sentono compresi, rispettati e più disposti a collaborare quando sentono che le loro convinzioni e i loro valori sono presi in considerazione.

La sensibilizzazione, invece, va oltre la formazione. Comporta un impegno costante a essere consapevoli delle differenze, a tenersi aggiornati sugli sviluppi culturali e a cercare attivamente le opportunità di apprendimento. Ciò può assumere la forma di workshop, discussioni di gruppo o persino scambi interculturali. I caregiver possono anche trarre vantaggio dalla creazione di reti con professionisti sanitari di altre culture, imparando direttamente da fonti autentiche.

Tuttavia, nonostante la formazione e la consapevolezza, gli assistenti sono anche incoraggiati a non fare generalizzazioni affrettate. Ogni individuo è unico e le credenze e i comportamenti possono variare notevolmente anche all'interno della stessa cultura o religione. È quindi essenziale adottare un approccio personalizzato, ponendo domande aperte e ascoltando attivamente.

L'obiettivo è costruire ponti di comprensione e rispetto reciproci tra gli assistenti e i loro pazienti. In un mondo in cui la diversità è la norma piuttosto che l'eccezione, la formazione e la consapevolezza della diversità non sono solo auspicabili, ma assolutamente necessarie.

# Capitolo 32

# RICERCA SULLA PREVENZIONE DELL'ALZHEIMER

# Le ultime scoperte sui fattori di rischio

La ricerca sulla malattia di Alzheimer è in costante evoluzione, con nuove scoperte che emergono regolarmente per far luce sulle cause e sui fattori di rischio associati a questa malattia degenerativa. In uno stile fluido, ecco una panoramica delle recenti scoperte sui fattori di rischio della malattia di Alzheimer:

I progressi nella ricerca sulla malattia di Alzheimer negli ultimi anni hanno ampliato la nostra comprensione dei fattori di rischio associati a questa condizione devastante. Mentre l'età, l'anamnesi familiare e la genetica rimangono i fattori predominanti, le nuove scoperte suggeriscono che anche l'ambiente, lo stile di vita e altri fattori biologici possono svolgere un ruolo cruciale nello sviluppo della malattia.

In primo luogo, la salute cardiovascolare è ormai ampiamente riconosciuta come legata alla salute del cervello. La pressione alta, il diabete, l'obesità e il fumo possono aumentare il rischio di sviluppare la malattia di Alzheimer. Perché? Queste condizioni possono compromettere il flusso sanguigno al cervello, influenzando i processi neurologici.

Inoltre, gli studi hanno dimostrato che il sonno svolge un ruolo essenziale nel processo di 'pulizia' del cervello. Un disturbo cronico del sonno potrebbe impedire al cervello di eliminare efficacemente le proteine beta-amiloidi, che si accumulano e formano le placche associate alla malattia di Alzheimer.

Si stanno studiando anche i fattori ambientali, come l'esposizione a determinate tossine o inquinanti. Alcuni ricercatori stanno esaminando il legame tra l'esposizione ai metalli pesanti, come l'alluminio, e l'insorgenza della malattia, anche se i risultati sono ancora discussi.

Anche il microbioma intestinale, il complesso ecosistema di batteri che vivono nel nostro intestino, è sotto i riflettori. La ricerca suggerisce che uno squilibrio di questi batteri potrebbe avere conseguenze infiammatorie che si ripercuotono sul cervello.

Infine, anche la salute mentale potrebbe essere un fattore. Depressione, stress cronico o ansia prolungata sono stati associati a un aumento del rischio di demenza. Anche se il nesso causale non è ancora stato chiaramente stabilito, queste condizioni possono aggravare i sintomi o accelerare la progressione della malattia.

È fondamentale notare che la presenza di uno o più di questi fattori di rischio non garantisce lo sviluppo della malattia di Alzheimer. Tuttavia, la loro comprensione può aprire la strada a interventi preventivi, a una gestione più precoce e a migliori prospettive per le persone colpite o a rischio.

## Dieta, stile di vita e prevenzione

Il rapporto tra dieta, stile di vita e prevenzione della malattia di Alzheimer è un'area di crescente interesse. Numerosi studi hanno dimostrato che uno stile di vita sano può non solo ridurre il rischio di malattie cardiovascolari, diabete e altre condizioni, ma anche avere un impatto positivo sulla salute cognitiva. Scopra come la dieta e lo stile di vita possono svolgere un ruolo nella prevenzione della malattia di Alzheimer.

La dieta mediterranea, ricca di frutta, verdura, olio d'oliva, noci, pesce e cereali integrali, è stata associata a un rischio ridotto di malattie neurodegenerative. Questa dieta promuove il consumo di antiossidanti e acidi grassi omega-3, che possono proteggere il cervello dal danno ossidativo e dall'infiammazione. Limitare il consumo di carne rossa, alimenti trasformati e zucchero può anche aiutare a prevenire l'accumulo di placche beta-amiloidi, legate alla malattia di Alzheimer.

L'attività fisica regolare è un altro pilastro essenziale della prevenzione. L'esercizio fisico migliora il flusso sanguigno al cervello, promuove la neuroplasticità e può aiutare a prevenire l'atrofia cerebrale. Camminare, nuotare, fare yoga o qualsiasi altra forma di attività che aumenti la frequenza cardiaca può contribuire alla salute del cervello.
L'impegno mentale e sociale è altrettanto importante. La lettura, i giochi di pensiero, l'apprendimento continuo e l'interazione sociale possono rafforzare la resilienza del cervello di fronte allo stress. Mantenere una rete sociale attiva, partecipare a gruppi o club e persino attività semplici come chiacchierare con gli amici possono svolgere un ruolo protettivo contro il declino cognitivo.

Anche il sonno svolge un ruolo cruciale nella prevenzione. Durante il sonno profondo, il cervello 'pulisce' i prodotti di scarto, tra cui le proteine beta-amiloidi. Quindi, dormire a sufficienza e di qualità può ridurre il rischio di accumulo di queste proteine.

Anche altri fattori dello stile di vita, come la gestione dello stress, la meditazione e le attività rilassanti, possono avere un impatto positivo sulla salute cognitiva. Lo stress cronico rilascia cortisolo, un ormone che può danneggiare il cervello a lungo termine.

Infine, anche moderare il consumo di alcol, smettere di fumare e monitorare regolarmente i parametri di salute come la pressione sanguigna, il colesterolo e i livelli di zucchero nel sangue possono contribuire alla prevenzione.

Sebbene la genetica abbia un ruolo nella malattia di Alzheimer, scelte di vita sane possono ridurre significativamente il rischio o ritardare l'insorgenza della malattia. L'adozione di un approccio olistico, che integri dieta, esercizio fisico, impegno mentale e sociale, può offrire una solida protezione contro il declino cognitivo.

# Implicazioni per la pratica infermieristica

La pratica infermieristica è al centro dell'assistenza sanitaria e le recenti scoperte sulla prevenzione della malattia di Alzheimer attraverso la dieta e lo stile di vita hanno implicazioni dirette per gli infermieri. Gli infermieri svolgono un ruolo centrale nell'educazione, nel sostegno e nell'attuazione di queste misure preventive. Vediamo come queste scoperte possono essere integrate nella pratica infermieristica:

- **Educazione del paziente**: Gli infermieri possono informare i pazienti sui benefici di una dieta sana, in particolare della dieta mediterranea, e sull'importanza dell'esercizio fisico regolare. Questo può essere fatto durante le visite di routine o attraverso workshop e seminari.
- **Valutazione delle abitudini di vita**: durante i controlli sanitari, gli infermieri possono valutare le abitudini alimentari dei pazienti, il livello di attività fisica, il sonno, lo stress e il consumo di alcol e tabacco. Ciò consente di individuare le aree da migliorare.
- **Elaborazione di piani d'azione**: sulla base della valutazione, gli infermieri possono aiutare i pazienti a elaborare piani d'azione personalizzati per adottare uno stile di vita più sano.
- **Supporto emotivo e psicologico**: la prospettiva di sviluppare la malattia di Alzheimer può spaventare. Gli infermieri possono offrire un sostegno emotivo, ascoltare le preoccupazioni dei pazienti e indirizzarli

verso risorse o professionisti appropriati, se necessario.

- **Collaborazione con altri professionisti**: Gli infermieri possono collaborare con nutrizionisti, fisioterapisti, psicologi e altri professionisti per fornire un'assistenza completa. Per esempio, se un paziente ha problemi di sonno, potrebbe essere utile rivolgersi a uno specialista del sonno.

- **Formazione continua**: con i costanti progressi nella ricerca sull'Alzheimer, è fondamentale per gli infermieri rimanere aggiornati. La partecipazione a corsi di formazione, workshop e conferenze può aiutare ad acquisire nuove conoscenze e competenze.

- **Promozione della salute nella comunità**: oltre all'assistenza individuale, gli infermieri possono impegnarsi in iniziative comunitarie per promuovere un'alimentazione sana, l'attività fisica e altri aspetti di uno stile di vita sano.

- **Documentazione e ricerca**: registrando i risultati degli interventi sullo stile di vita e partecipando agli studi, gli infermieri possono contribuire alla base di conoscenze sull'efficacia degli interventi.

- **Advocacy**: gli infermieri, in qualità di difensori dei pazienti, possono sostenere le politiche che supportano gli ambienti sani, come gli spazi verdi per l'esercizio fisico o l'accesso a cibi nutrienti.

Gli infermieri, grazie alla loro posizione unica nel sistema sanitario, hanno il potenziale per incorporare questa conoscenza della prevenzione dell'Alzheimer nelle loro pratiche quotidiane, facendo così una differenza positiva nella vita di molti pazienti.

# Capitolo 33

# IL FUTURO DELL'ASSISTENZA E DEL TRATTAMENTO

# Prospettive e speranze
# nella ricerca medica

La ricerca medica è sempre stata il faro che guida i progressi dell'assistenza sanitaria. Si basa sulle scoperte del passato, supera le sfide attuali e illumina le speranze future per i pazienti, gli assistenti e la società nel suo complesso. Le prospettive e le speranze attuali della ricerca medica sono varie e riguardano molti settori. Ecco una panoramica:

- **Ricerca genomica**: con i progressi nel sequenziamento del genoma umano, la medicina personalizzata sta diventando sempre più fattibile. Si spera che l'identificazione delle mutazioni genetiche e dei biomarcatori possa guidare trattamenti su misura per malattie come il cancro, le malattie cardiache e i disturbi neurodegenerativi.
- **Terapie cellulari**: le cellule staminali, con la loro capacità di trasformarsi in qualsiasi tipo di cellula del corpo, offrono un enorme potenziale. Sono in corso studi per utilizzare le cellule staminali per rigenerare i tessuti danneggiati, ad esempio dopo un attacco cardiaco, o per trattare malattie come il diabete.
- **Immunoterapia**: si tratta di un approccio rivoluzionario al trattamento del cancro, che consiste nell''educare' il sistema immunitario a riconoscere e attaccare le cellule tumorali. Trattamenti come gli inibitori del checkpoint e le cellule CAR-T hanno dato risultati promettenti.
- **CRISPR e tecnologie di editing genetico**: la capacità di 'correggere' le mutazioni genetiche alla fonte potrebbe rivoluzionare il trattamento delle malattie genetiche rare.
- **Nanomedicina**: l'uso di nanoparticelle per la somministrazione mirata di farmaci promette di ridurre

gli effetti collaterali e di aumentare l'efficacia dei trattamenti.

- **Ricerca sul microbioma**: la nostra comprensione dell'importanza dei miliardi di microrganismi che vivono nel nostro corpo, in particolare nell'intestino, è esplosa. Questa ricerca potrebbe portare a nuovi approcci per il trattamento di malattie che vanno dalla depressione alla malattia infiammatoria intestinale.
- **Tecnologie di monitoraggio e intervento a distanza**: con la telemedicina e i dispositivi portatili, stanno diventando possibili il monitoraggio e l'intervento a distanza, che potrebbero trasformare il modo in cui viene fornita l'assistenza, soprattutto nelle aree remote.
- **Intelligenza artificiale (AI)**: l'AI e l'apprendimento automatico sono sempre più utilizzati nella diagnosi, nell'interpretazione delle immagini mediche e persino nella previsione delle epidemie.
- **Neuroscienze**: la comprensione del cervello, con la sua miriade di complessità, è un'importante area di ricerca. Le speranze sono riposte nel trattamento di malattie come l'Alzheimer, la schizofrenia e la depressione.
- **Ricerca sulle malattie infettive**: la pandemia COVID-19 ha ricordato l'importanza della ricerca sulle malattie infettive. I vaccini a RNA messaggero, sviluppati in tempi record, sono un esempio di innovazione in questo campo.

La ricerca medica si trova ad un crocevia entusiasmante, con molte strade promettenti aperte. Anche se le sfide rimangono, l'innovazione, la perseveranza e la collaborazione globale continueranno a spingere i confini di ciò che è medicalmente possibile.

# Il ruolo della tecnologia nel futuro dell'assistenza

La tecnologia, con la sua rapida evoluzione e la capacità di trasformare interi settori, sta svolgendo un ruolo sempre più centrale nell'assistenza sanitaria. La sua capacità di facilitare, migliorare e rivoluzionare l'assistenza è impressionante. Ecco come la tecnologia potrebbe giocare un ruolo chiave nel futuro dell'assistenza sanitaria:

- **Telemedicina e assistenza a distanza**: la telemedicina ha già dimostrato il suo potenziale durante la pandemia COVID-19, consentendo ai pazienti di accedere a consultazioni senza lasciare le loro case. Inoltre, riduce le barriere geografiche, consentendo ai pazienti delle aree rurali o remote di accedere più facilmente agli specialisti.
- **Dispositivi indossabili e monitoraggio in tempo reale**: gli smartwatch, i braccialetti e altri dispositivi indossabili consentono il monitoraggio in tempo reale di parametri come la frequenza cardiaca, la pressione sanguigna o i livelli di zucchero nel sangue. Questi dati possono avvisare i pazienti e gli operatori sanitari di potenziali problemi prima che diventino critici.
- **Intelligenza artificiale e diagnostica**: l'AI ha il potenziale per analizzare in modo rapido e preciso enormi volumi di dati, in particolare per aiutare la diagnosi, prevedere il rischio di malattia o addirittura suggerire trattamenti.
- **Robotica e chirurgia**: gli assistenti robotici possono aumentare la precisione dei chirurghi, consentire interventi minimamente invasivi e ridurre i tempi di recupero dei pazienti.
- **Stampa 3D**: dalla creazione di protesi su misura alla fabbricazione di tessuti e organi, la stampa 3D ha il potenziale per rivoluzionare il modo in cui ci avviciniamo all'assistenza sanitaria.

- **Realtà virtuale e aumentata**: che si tratti di formazione degli operatori sanitari, di riabilitazione dei pazienti o di gestione del dolore, la realtà virtuale e aumentata offre opportunità innovative.
- **Terapie genetiche e personalizzate**: grazie ai progressi tecnologici nel sequenziamento genomico, ci stiamo muovendo verso trattamenti personalizzati basati sulla genetica individuale.
- **Interconnessione e cartelle cliniche elettroniche**: un accesso rapido e sicuro alle cartelle cliniche dei pazienti può facilitare il coordinamento delle cure ed evitare errori medici.
- **Sicurezza e riservatezza**: con la crescente digitalizzazione dei dati sanitari, la tecnologia gioca un ruolo cruciale anche nella protezione di questi dati da violazioni e attacchi informatici.
- **Educazione e consapevolezza**: le piattaforme online, le applicazioni e gli strumenti interattivi possono facilitare la formazione continua degli operatori sanitari e l'educazione dei pazienti sulle loro condizioni.

La tecnologia promette di rendere l'assistenza sanitaria più efficiente, accessibile e personalizzata. Tuttavia, deve essere utilizzata con attenzione, tenendo conto delle preoccupazioni etiche, della sicurezza dei dati e dell'equità di accesso. Mettendo i pazienti al centro di queste innovazioni, possiamo sperare in un futuro in cui la tecnologia arricchisca l'esperienza sanitaria di tutti.

# Visione sull'evoluzione della professione infermieristica nelle unità di Alzheimer

La professione infermieristica di Alzheimer affronta sfide uniche, data la natura complessa e progressiva della malattia di Alzheimer. Questa condizione, combinata con l'invecchiamento della popolazione in molti Paesi, significa che la domanda di assistenza specializzata è destinata ad aumentare nei prossimi anni. Ecco una visione della potenziale evoluzione dell'assistenza infermieristica in questo campo:

- **Maggiore specializzazione**: gli infermieri che lavorano nelle unità di Alzheimer possono richiedere una formazione più specializzata per gestire efficacemente i sintomi comportamentali e psicologici della demenza.
- **Uso crescente della tecnologia**: come accennato in precedenza, l'integrazione della tecnologia nell'assistenza ai pazienti di Alzheimer sarà essenziale. Che si tratti di monitoraggio, coinvolgimento o formazione, gli infermieri dovranno essere a proprio agio con questi strumenti.
- **Approccio olistico all'assistenza**: oltre alle esigenze mediche, la comprensione e la risposta alle esigenze emotive, sociali e spirituali dei pazienti diventeranno parte integrante della professione.
- **Collaborazione interdisciplinare**: l'assistenza ai pazienti con Alzheimer richiede spesso il coinvolgimento di diversi professionisti (terapisti occupazionali, psicologi, fisioterapisti, ecc.). L'infermiere svolgerà spesso il ruolo di coordinatore, assicurando una comunicazione fluida tra i vari professionisti coinvolti.
- **Educazione e consapevolezza**: di fronte allo stigma che circonda la demenza, gli infermieri svolgeranno un ruolo importante nell'educare il pubblico, le famiglie e anche gli altri professionisti della salute.
- **Ricerca clinica**: con una malattia così diffusa e debilitante come l'Alzheimer, la ricerca clinica sarà fondamentale. Gli infermieri potrebbero svolgere un ruolo più attivo nella ricerca, sia che si tratti di

implementare studi clinici o di osservare e documentare i sintomi e i progressi dei pazienti.

- **Difendere i diritti dei pazienti**: Garantire la dignità, i diritti e il benessere dei pazienti di Alzheimer sarà sempre al centro della professione. Questo include questioni etiche come il consenso informato, il processo decisionale medico, ecc.
- **Supporto per i caregiver**: Dato lo stress e il carico emotivo associato all'assistenza dei pazienti di Alzheimer, il benessere e il sostegno dei caregiver saranno essenziali. Questo potrebbe assumere la forma di formazione aggiuntiva, gruppi di sostegno o risorse per la salute mentale.

La professione infermieristica di Alzheimer è in continua evoluzione. Di fronte alle sfide uniche poste dalla malattia, gli infermieri continueranno ad adattarsi e a innovare i loro approcci per offrire la migliore assistenza possibile ai loro pazienti.

# Capitolo 34

# PROSPETTIVE PER IL FUTURO PER L'ASSISTENZA AI MALATI DI ALZHEIMER

# Progressi medico e terapeutico

La malattia di Alzheimer, in quanto forma più comune di demenza, è stata oggetto di molte ricerche nel corso degli anni. I progressi medici e terapeutici sono fondamentali per migliorare la qualità di vita dei pazienti e, infine, per trovare una cura. Ecco una panoramica dei recenti progressi in questo campo:

- **Nuovi farmaci**: Mentre i farmaci attualmente disponibili mirano principalmente a rallentare la progressione dei sintomi, continua la ricerca di trattamenti che possano arrestare o addirittura invertire la progressione della malattia.
- **Terapie non farmacologiche**: gli interventi come la musicoterapia, l'arteterapia, l'aromaterapia e la terapia con animali hanno mostrato risultati promettenti nel migliorare l'umore, ridurre l'ansia e migliorare la comunicazione nei pazienti con Alzheimer.
- **Diagnosi precoce**: la capacità di diagnosticare la malattia di Alzheimer in una fase precoce, anche prima della comparsa dei sintomi, potrebbe consentire di iniziare prima il trattamento. I progressi nell'imaging cerebrale, nei biomarcatori e nei test genetici puntano tutti in questa direzione.
- **Terapia genica**: la ricerca sulla manipolazione genetica per trattare o prevenire la malattia di Alzheimer è ancora in fase iniziale, ma offre una strada promettente.
- **Vaccini**: sono in corso studi per sviluppare un vaccino contro la malattia di Alzheimer che colpisca specificamente le placche amiloidi o i grovigli neurofibrillari caratteristici della malattia.
- **Tecnologia**: l'uso di applicazioni, videogiochi terapeutici e dispositivi di realtà virtuale offre nuovi

modi per stimolare il cervello, migliorare la memoria e rallentare la progressione della malattia.

- **Sostegno ai caregiver**: Riconoscendo l'enorme pressione su chi assiste i malati di Alzheimer, si stanno mettendo in atto nuovi programmi e risorse per offrire un supporto emotivo, educativo e pratico.
- **Interventi sullo stile di vita**: gli studi hanno dimostrato che gli interventi incentrati su dieta, esercizio fisico e benessere mentale possono avere un impatto positivo sulla salute cognitiva.
- **Ricerca sui fattori di rischio**: capire perché alcune persone sviluppano l'Alzheimer e altre no è fondamentale. La ricerca recente ha esplorato fattori come l'infiammazione, le infezioni e gli squilibri del microbioma intestinale.
- **Trattamento personalizzato**: come in altre aree della medicina, la ricerca sull'Alzheimer si sta orientando verso trattamenti più personalizzati, basati sulle esigenze specifiche di ciascun paziente.

La speranza rimane quella che i progressi medici e terapeutici portino a trattamenti più efficaci, o addirittura a una cura, per la malattia di Alzheimer. La chiave sta nel continuo investimento nella ricerca e nell'innovazione.

## L'evoluzione della formazione infermiera geriatrica

L'evoluzione della formazione infermieristica geriatrica riflette i cambiamenti della società, i progressi medici e il crescente riconoscimento delle esigenze specifiche degli anziani. L'assistenza agli anziani è diventata sempre più complessa e richiede un approccio olistico che tenga conto non solo degli aspetti medici, ma anche delle dimensioni psicologiche, sociali e culturali della vita dell'anziano.

- **Premessa**: in origine, la formazione infermieristica era generalista, con poca specializzazione in geriatria. L'assistenza agli anziani si concentrava spesso sulla cura del comfort, senza un approccio specifico.

- **Riconoscimento della geriatria come specialità**: con l'invecchiamento delle società occidentali e l'aumento della complessità delle esigenze degli anziani, è emersa chiaramente la necessità di una formazione specialistica in geriatria.

- **Integrare la multidisciplinarietà**: la formazione infermieristica geriatrica ha gradualmente integrato l'importanza di lavorare in team con altri professionisti, come medici geriatri, assistenti sociali, terapisti occupazionali, fisioterapisti e psicologi.

- **Approccio centrato sulla persona**: i programmi di studio si sono evoluti per enfatizzare un approccio centrato sulla persona, valorizzando l'autonomia, la dignità e le preferenze individuali dei pazienti anziani.

- **Formazione continua e specialistica**: oltre alla formazione iniziale, sono stati istituiti programmi di formazione continua e specialistica in geriatria, che consentono agli infermieri di tenersi aggiornati sulle migliori pratiche e sulle ultime ricerche del settore.

- **Incorporare la tecnologia**: la tecnologia è diventata un elemento chiave dell'assistenza geriatrica, con la formazione all'uso di strumenti tecnologici per valutare, monitorare e migliorare la qualità di vita degli anziani.

- **Enfasi sulla prevenzione**: la formazione comprendeva anche la prevenzione delle malattie croniche, la promozione della salute e l'importanza dell'attività fisica e di una dieta equilibrata per il benessere degli anziani.

- **Approcci non farmacologici**: in risposta alle preoccupazioni sull'eccessiva medicalizzazione degli anziani, la formazione infermieristica geriatrica ha incorporato tecniche non farmacologiche per gestire problemi come il dolore, l'agitazione o l'insonnia.

- **Competenze culturali**: poiché le società sono diventate più diverse, la formazione ha incorporato l'importanza di comprendere e rispettare le differenze culturali, religiose ed etniche nell'assistenza agli anziani.
- **Ricerca e partecipazione alla scienza infermieristica**: gli infermieri sono incoraggiati a partecipare alla ricerca geriatrica, contribuendo così allo sviluppo delle conoscenze e delle migliori pratiche in questo campo.

L'evoluzione della formazione infermieristica geriatrica riflette la trasformazione dell'assistenza agli anziani, riconoscendo l'unicità e la complessità di questa popolazione e l'importanza di fornire un'assistenza di alta qualità, rispettosa e incentrata sulla persona.

## Speranze, sfide e opportunità all'orizzonte

Il panorama dell'assistenza agli anziani, in particolare a quelli con Alzheimer e altre forme di demenza, è in costante evoluzione. Guardando al futuro, ci sono molte speranze, sfide e opportunità all'orizzonte.

U23 :

- **Scoperte mediche**: le speranze di trovare una cura o trattamenti più efficaci per l'Alzheimer sono elevate, grazie ai continui progressi della ricerca medica.
- **Tecnologia**: la crescente integrazione della tecnologia offre la speranza di migliorare la qualità di vita dei pazienti, di facilitare il lavoro degli assistenti e di ottimizzare la gestione e il monitoraggio delle cure.

- **Approcci olistici**: la crescente consapevolezza dell'importanza di un approccio olistico, che integri il benessere fisico, mentale, emotivo e spirituale, offre la speranza di un'assistenza più completa e incentrata sulla persona.
- **Collaborazione interdisciplinare**: l'auspicio di una maggiore collaborazione tra diversi operatori sanitari consentirà ai pazienti di ricevere un'assistenza più completa ed efficace.

Sfide :

- **Demografia**: l'aumento della popolazione anziana pone delle sfide in termini di capacità assistenziale, infrastrutture e risorse.
- **Assistenza complessa**: quando i pazienti vivono più a lungo, spesso sviluppano una serie di condizioni croniche, che richiedono una gestione complessa.
- **Costi**: l'aumento dei costi dell'assistenza sanitaria, unito all'aumento della domanda, pone delle sfide in termini di finanziamento e accessibilità.
- **Mancanza di professionisti formati**: la crescente domanda di professionisti sanitari specializzati nell'assistenza agli anziani e ai malati di Alzheimer spesso supera l'offerta.

Opportunità :

- **Formazione e istruzione**: con la crescente consapevolezza delle esigenze specifiche dei pazienti anziani, esiste l'opportunità di ampliare e migliorare la formazione degli operatori sanitari in questo settore.
- **Innovazioni tecnologiche**: le nuove tecnologie come l'intelligenza artificiale, la telemedicina e il monitoraggio a distanza offrono l'opportunità di trasformare il modo in cui vengono erogate le cure.
- **Terapie alternative**: c'è una crescente opportunità di integrare approcci terapeutici non tradizionali, come

l'aromaterapia, la musicoterapia o l'arteterapia, nel piano di cura.

- **Lavorare con le famiglie e i volontari**: coinvolgere le famiglie e i volontari può essere una risorsa preziosa per migliorare la qualità dell'assistenza e il benessere dei pazienti.

Il futuro dell'assistenza alle persone con Alzheimer e agli anziani in generale è promettente e allo stesso tempo pieno di sfide. Tuttavia, con l'impegno costante degli operatori sanitari, dei ricercatori, delle famiglie e delle comunità, c'è una solida speranza di migliorare la qualità di vita di queste persone e di superare le sfide che ci attendono.